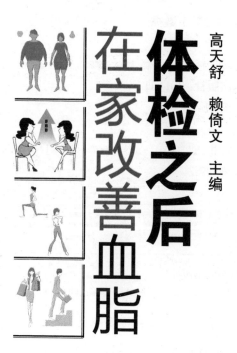

高天舒　赖倚文　主编

体检之后
在家改善血脂

辽宁科学技术出版社
·沈阳·

图书在版编目（CIP）数据

体检之后在家改善血脂／高天舒，赖倚文主编. —沈阳：辽宁科学技术出版社，2014.11

ISBN 978-7-5381-8837-0

Ⅰ. ①体… Ⅱ. ①高… ②赖… Ⅲ. ①高血脂病—防治 Ⅳ. ①R589.2

中国版本图书馆CIP数据核字（2014）第210446号

出版发行：辽宁科学技术出版社

（地址：沈阳市和平区十一纬路29号 邮编：110003）

印 刷 者：辽宁星海彩色印刷有限公司

经 销 者：各地新华书店

幅面尺寸：145 mm × 210 mm

印 张：5

字 数：115千字

出版时间：2014年11月第1版

印刷时间：2014年11月第1次印刷

责任编辑：凌 敏 卢山秀

插 图：韩丽萍

封面设计：魔杰设计

版式设计：图格设计

责任校对：合 力

书 号：ISBN 978-7-5381-8837-0

定 价：24.80元

联系电话：024—23284363
邮购热线：024—23284502
E-mail：lingmin19@163.com
http://www.lnkj.com.cn

PREFACE

前　言

随着我国人民生活水平的不断提高，常规体检作为一种健康的检查手段，已经越来越多地出现在人们的生活当中。但是体检的意义并不在于体检形式本身，而在于体检后人们针对自己的检查结果，是否会对不良生活方式进行相应的调整。

大多数人如果在体检后发现明显的身体异常，都会在咨询医生意见后，采取积极的应对措施。但是那些微小的理化指标异常则常常被人忽略。正是基于对这种情况的担忧，笔者编写了这本书，试图唤起人们对自己身体状况的重视。

对体检结果异常的人来说，不同的生活方式会对身体健康产生很大的影响，并导致不同的结果。因为体检中某个不起眼的指标异常，也可能随着时间的推移而对身体健康造成较大的损害。这些异常是否会损害健康以及健康会受损到什么程度，都取决于人们的生活方式。

比如说，有的人体检结果显示血液中"甘油三酯"和"总胆固醇"的数值异常，医生会提醒受检者需要注意。这样的人如果对检查结果置之不理，不采取相应的行动来改善身体状况，那么其患危重心脑血管疾病的风险就会明显增加；相反，如果这些身体状况欠佳的人慎重地对待体检结果，积极地进行调整和改善，那么下次体检结果中相关指标的数值很有可能就变为正常。笔者编写本书的初衷就是为了给体检中出现轻微身体异常的人们提供参考。希望诸位能够灵活利用本书，从而改善自己的身体状况，在以后的身体检查中取得更好的结果。

目 录 CONTENTS

第 1 章　甘油三酯和胆固醇都是什么

第 2 章　为什么会出现令人担忧的血脂异常呢

第3章　得了高脂血症怎样进行及时的治疗

第4章　如何靠自己来改善高脂血症

第5章　无法进行自我改善时有什么样的治疗方法

体检结果

检查项目	检查结果	标准
总胆固醇（TC）（毫摩尔／升）		<5.18
低密度脂蛋白胆固醇（LDL-C）（毫摩尔／升）		<3.37
高密度脂蛋白胆固醇（HDL-C）（毫摩尔／升）		≥1.04
甘油三酯（TG）（毫摩尔／升）		<1.70

你的血脂正常吗？

您的体检结果如何？

不同的人体检的结果可谓是千差万别，也许您的检查结果和标准值相差不多，也有可能差别较大。以上的检查项目都是检查血液中脂质的浓度，这些结果可以用来诊断高脂血症。

看到这，您可能有非常多的疑问。例如血液中的脂质指的是什么？高脂血症又是怎么一回事？如果体检结果和标准值不一样是不是一个大问题？应该采取哪些手段来进行调整呢？本书将对这些问题进行详细的解答。

这本书更重要的目的是为了告诉大家，高脂血症在大多数情况下都是由于不良的生活方式造成的，患者能够通过多种方式来实现自我改善。

相信您在掌握了本书所介绍的医学知识并积极地进行自我改善后，一定能够在下一次的体检中得到更为满意的结果。

第**1**章 甘油三酯和胆固醇都是什么

　　甘油三酯和胆固醇都是存在于人体内的脂质，它们也是血脂的重要组成部分。在大多数情况下，这两种物质都被认为对人体有害，我们经常可以听到有人说不要吃那些含油多或者胆固醇高的食物。然而这两种"有害物质"对于我们来说却是十分重要的，它们是维持生命活动不可或缺的物质。让我们在接下来的文字中，揭开它们的神秘面纱，来看看它们的真实面目吧！

➡ 什么是甘油三酯和胆固醇？

> 　　所谓血脂，就是指血浆中的所有的中性脂肪和类脂。中性脂肪包括了甘油三酯和胆固醇，类脂则包括磷脂、游离脂肪酸等。它们分别具有不同的作用，都是生命活动中不可或缺的重要成分。在此，我向大家粗略介绍以上这 4 种脂类，它们与高脂血症密切相关。

甘油三酯就是能量的储备库

　　甘油三酯是人体最重要的脂肪成分之一，如果以日常生活中常见的肉类来打比方的话，甘油三酯就相当于白色的肥肉。我们常常提及的皮下脂肪就是由甘油三酯堆积而成的。从名称上就能看出来，甘油三酯是由 3 个脂肪酸与甘油结合而成，也被称作三酰甘油。甘油三酯在体内的作用就相当于是脂肪酸的贮藏库，当身体需要脂肪酸的时候，甘油三酯就会进行分解来释放这些脂肪酸。

游离脂肪酸是人体活动的优质能量来源

　　被分解的脂肪酸就变成了游离脂肪酸，这些游离脂肪酸能被人体迅速利用，并提供大量的能量，因此，它是人体生命活动的优质能量来源。而甘油三酯则是储备这些能量的仓库。

另外，由甘油三酯堆积而成的皮下脂肪还具有保持体温的作用，保护身体免受寒冷侵袭。在人体受到外来撞击的时候，皮下脂肪还能起到缓冲保护的作用。

也就是说，甘油三酯不但能够提供能量供人类消耗，而且还能帮助人类抵御严酷的自然环境。实际上，科学家们认为甘油三酯在人类进化、生存和发展的过程中做出了重要的贡献。但是在生活环境舒适、食物来源丰富的今天，甘油三酯的蓄积却给人类带来了危险。

胆固醇是细胞膜和激素的原材料

同样作为脂质，胆固醇却不能像游离脂肪酸那样被当作能量来源来使用。它主要参与细胞膜的生成，同时也是胆汁酸（胆汁的主要成分）和各种激素的原材料。

磷脂具有亲水性，它也参与细胞膜的生成

磷脂也能够参与细胞膜的生成，并且具有亲水性，可以将不溶于水的甘油三酯和胆固醇融入血液中去。

甘油三酯既可从食物中摄取也可从人体内产生吗?

甘油三酯既可以从食物中摄取，也可以在肝脏内合成，这些甘油三酯会在体内蓄积，成为身体的能量储备库。当人体内的第一能量源——糖出现不足的时候，甘油三酯就会被分解利用而产生能量。

可以从含有脂肪的食物中摄取甘油三酯

平常我们食用的油脂、肉类及鱼贝类等含有油脂的食物都会在小肠内被分解、转化成脂肪酸和甘油，从而被人体所吸收。3 份脂肪酸和 1 份甘油进入人体后会再度结合成 1 份甘油三酯。

然而甘油三酯有一个很明显的缺点，它不能单独在血液中流动，因此也就无法随着血液循环被运输到全身各处。为了解决这个问题，甘油三酯需要和胆固醇相结合，变成一种叫作乳糜微粒的物质。

甘油三酯和胆固醇这两种不溶于水的物质结合在一起形成了具有类似于胶囊构造的乳糜微粒。亲水的蛋白质和磷脂成为了"胶囊"外壳，将不溶于水的部分包裹于其中，再通过血液输送到全身各处。

被输送到全身各处的甘油三酯，有一部分会被分解成游离脂肪酸来提供能量。另外多余的部分则会在皮下和内脏的脂肪细胞中蓄积起来。

甘油三酯还可以在肝脏用葡萄糖和游离脂肪酸合成出来

　　我们不仅可以通过饮食摄取甘油三酯，还能够通过人体自身合成来获得甘油三酯。众所周知，我们的食物并不只有油脂和肉类，主食、点心和水果等食物被我们的小肠消化吸收后会转变成葡萄糖。和甘油三酯一样，葡萄糖在体内也会作为能量被消耗掉。但是当葡萄糖摄取过多时，也会在肝脏内蓄积。

　　肝脏用这些多余的葡萄糖和游离脂肪酸作为原料，合成新的甘油三酯。这部分甘油三酯会和胆固醇结合形成极低密度脂蛋白（VLDL）。VLDL和乳糜微粒具有相似的结构和相同的作用：使甘油三酯能在血液中流动，从而被输送到全身各处。这里面的甘油三酯一部分被分解利用，多余的另一部分依然是进入皮下和内脏的脂肪细胞中蓄积。

→ 甘油三酯过多就会引起肥胖吗？

> 如同前文中介绍的一样，适量的甘油三酯为我们的生命活动提供了能量，而多余的甘油三酯却在皮下和内脏的脂肪中蓄积。受到目前普遍饮食过量和缺乏运动的生活方式的影响，我们体内的甘油三酯的蓄积过程加剧，这就产生了一个困扰我们的重大问题——超重和肥胖。

根据脂肪蓄积方式的不同，肥胖可以分为两种类型

根据脂肪蓄积部位的不同，肥胖分为外周性肥胖和中心性肥胖 2 种。

外周性肥胖是指脂肪大多在臀部周围或大腿等处的皮下部位蓄积成的肥胖，远远看去，肥胖者体形接近于梨形，又可以生动地称之为梨形肥胖。

而中心性肥胖是指脂肪大多以腹部为中心，蓄积在肝脏、肾脏和大小肠等脏器周围，患者的腹部和腰部的肥胖极为明显，体形近似于苹果形，对应地也可以比喻成苹果形肥胖（见图 1）。有的人就是因为脂肪堆积在腰腹部，从面貌和四肢无法看出来肥胖，这种情况就称之为隐性肥胖。隐性肥胖往往因为不引起患者重视而更加危险。

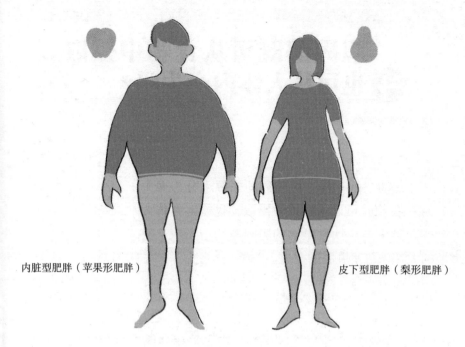

内脏型肥胖（苹果形肥胖）　　　　　　　　　　皮下型肥胖（梨形肥胖）

图1　肥胖分为两种类型

中心性肥胖较外周性肥胖更加危险

2 种肥胖相比较而言，中心性肥胖对身体的危害更大。因为位于内脏的脂肪细胞活性更强，其新陈代谢更加活跃，会反复进行甘油三酯的分解和合成。

由于内脏脂肪分解而释放的大量游离脂肪酸通过血液进入肝脏，成为原材料，产生甘油三酯与胆固醇。这些甘油三酯和胆固醇再以 VLDL 的形式进入到血液中。

简单来说，中心性肥胖导致了游离脂肪酸增多，进而引起 VLDL 增多，最后使得血液中的脂质浓度也随之升高。而血脂水平的上升则会给身体健康带来巨大的隐患。

胆固醇既可从食物中摄取
→ 也可从人体内产生吗？

和甘油三酯一样，胆固醇的来源也分为两个方面：我们既可以通过饮食摄取，也能够在体内合成。其中通过饮食摄取的胆固醇约占三成，其他的大都来自于肝脏的合成。

人体对体内胆固醇的含量能起到自我调节作用

人体中胆固醇的总量为 100 ~ 150 克，按照是否与脂肪酸结合又可划分成游离胆固醇和胆固醇酯两种类型，胆固醇酯占胆固醇总量的 70%。

性别、年龄、工作方式都会对体内的胆固醇含量产生影响，因此，对于不同的人来说，胆固醇值的差异可能较大。但对于同一个人来说，胆固醇量是相当稳定的，不会随着一天中时刻的不同或者一年中季节的不同而变化。这种异乎寻常的稳定性是由于我们体内有多种方式能够对胆固醇量进行调节。

调节的方式有很多种，比如当我们从食物中摄取了较多的胆固醇时，身体就会减少胆固醇在体内的合成。而即使在食物中，胆固醇也不能完全被人体吸收。我们每天从饮食中摄取的胆固醇在 300 毫克左右，超过这个量的多余的胆固醇会被排出体外。体内胆固醇比较高时，小肠吸收胆固醇的功能也会受到抑制（见图 2）。

虽然我们体内有关胆固醇含量的调节机制多种多样，但是这些机制并不是万能的。过量的饮食会使胆固醇摄入过多，缺乏运动会使胆固醇得不到消耗。这些不良的生活习惯使得我们体内的胆固醇缓慢而不间断地增长，最终会导致总胆固醇值过高。

胆固醇在体内的合成主要是由肝脏来完成的

　　糖类、脂质和蛋白质在我们体内各种酶的作用下会合成胆固醇。肝脏是人体合成胆固醇最主要的器官，除此之外，小肠、皮肤和肾上腺等部位也能够合成少量的胆固醇。

　　体内合成的胆固醇会和甘油三酯结合，形成被磷脂和蛋白质包裹的VLDL，然后进入到血液中。VLDL 负责将甘油三酯和胆固醇输送到身体各个组织器官中去，最终被分解成了另一种脂蛋白——低密度脂蛋白（LDL）。

　　LDL 与 VLDL 相比，胆固醇的含量要高很多。它能将其中一部分胆固醇作为细胞膜的原料运输到全身各个组织细胞中去。

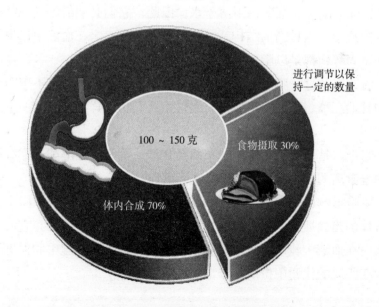

图2　人体对体内胆固醇的含量具有调节作用

➡ 在血液中流动的脂蛋白有哪些种类？

因为甘油三酯和胆固醇本身都不溶于水，它们只有结合成脂蛋白才能在血液中流动。根据脂质和蛋白质的比例不同，脂蛋白又可以分为4种类型，不同类型的脂蛋白具有不同的功能。

脂蛋白包裹着甘油三酯和胆固醇

甘油三酯和胆固醇都不溶于水，因此，它们必须借助其他结构才能在血液中流动，这种新的结构就是脂蛋白。换而言之，血液中出现的甘油三酯和胆固醇，都是以脂蛋白的形式存在的。

前文提及过，脂蛋白就是通过亲水的磷脂和蛋白质将不溶于水的胆固醇和甘油三酯包裹起来形成的。在这里我们再来详细地了解一下脂蛋白的构造。

脂蛋白是球状的，中间分布的是甘油三酯和胆固醇酯，围绕在它们周围的是游离的胆固醇、磷脂以及载脂蛋白。

磷脂虽然也是脂类，却因为具有亲水基团而溶于水。载脂蛋白是具有亲水性的蛋白质，是脂蛋白的主要成分，其种类有十多种，它们不但能使脂蛋白在血液中流动，还能将脂质输送到身体组织细胞中和促进脂肪的分解，在脂质的代谢中扮演着非常重要的角色。

脂蛋白可以分为 4 种，含脂质越多的脂蛋白其密度就越低

脂蛋白中甘油三酯、胆固醇、磷脂和载脂蛋白的组成比例不同，可分为 4 种类型（见图 3）。这 4 种脂蛋白不仅是组成有区别，它们合成的场所和具有的功能也有所不同。

● 乳糜微粒（CM）

CM 是含有油脂和脂肪的食物经过消化变成的甘油三酯在血液中形成的脂蛋白，所以它的主要成分是甘油三酯。CM 的主要功能是将甘油三酯输送到身体各个组织中。

● 极低密度脂蛋白（VLDL）

VLDL 是肝脏合成的甘油三酯与胆固醇形成的脂蛋白，其成分中甘油三酯占 50% 以上，而胆固醇占到 20% 左右。它能像载脂蛋白那样将甘油三酯运送到身体的各个组织中去，使甘油三酯被当作能量消耗掉。

● 低密度脂蛋白（LDL）

LDL 是 VLDL 将甘油三酯运输到身体各组织之后，在血液中最终形成的脂蛋白。其中所含的胆固醇约占身体胆固醇总量的 1/2，它的功能主要是将胆固醇输送到细胞中，这些胆固醇会作为原材料参与细胞膜的合成。

● 高密度脂蛋白（HDL）

HDL 是在肝脏内合成的，是胆固醇酯和 VLDL 结合的产物。其中所含的胆固醇占身体胆固醇总量的 1/2，它能够将细胞内和血液中多余的胆固醇收集起来并运回肝脏。

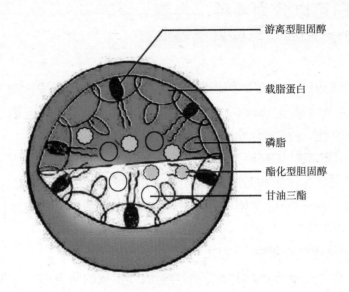

游离型胆固醇

载脂蛋白

磷脂

酯化型胆固醇

甘油三酯

图3 脂蛋白的类型

小贴士：

胆固醇存在于身体的何处？在体内的含量有多少？

人体每天所需的胆固醇量为 1000～1500 毫克，而成年人体内的胆固醇总量在一般情况下是 100～150 克，是其所需的 100 倍。

脑和神经系统中的胆固醇占到身体内胆固醇总量的 25%，肌肉组织中的胆固醇量也能达到与之近似的比例，这些组织是我们体内胆固醇分布最多的部位。

此外，我们血液中还含有 10% 的胆固醇，皮肤和脂肪组织中也还有一定比例的胆固醇，余下的胆固醇则分布在肝脏、肾脏和肾上腺等脏器中（见图 4）。

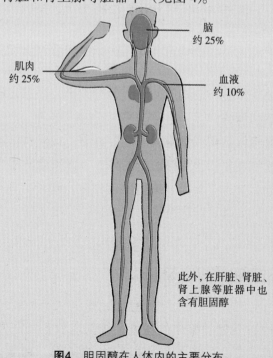

脑
约 25%

肌肉
约 25%

血液
约 10%

此外，在肝脏、肾脏、肾上腺等脏器中也含有胆固醇

图4　胆固醇在人体内的主要分布

→胆固醇的 3 个重要功能是什么?

前面向大家提到过胆固醇的 3 个重要功能:参与细胞膜的生成;参与各种激素的合成;参与胆汁酸的生成。在这个章节中我们将再对胆固醇的功能进行更为详细的说明。

和磷脂一样,胆固醇也是构成细胞膜的原材料

正常成年人的体内大约有 10^{15} 个细胞,每个细胞都被细胞膜包裹着。细胞膜不仅能够将细胞内的物质同外界分割开来,而且它还能对进出细胞的物质进行控制和调整。

胆固醇和磷脂就是构成细胞膜的主要物质。如果将细胞膜比喻成一座房子,那么胆固醇就相当于支撑房子的柱子,而磷脂就相当于墙壁:胆固醇不足时,房子就失去了支撑,细胞也会变脆;磷脂出现问题时,房子就没有了墙壁,任何人都可以随意进出,细胞的物质交换会受到影响。

胆固醇是多种激素的原材料

我们的体内有着种类繁多的激素,维持着我们的正常生理功能和活动。其中胆固醇主要参与肾上腺皮质激素、雄激素、雌激素和孕激素等性激素的合成。

　　肾上腺皮质激素由肾上腺生成，它具有维持体内钠含量、抑制炎症和缓解心理紧张情绪的作用。

　　雄激素是由男性睾丸和肾上腺等部位所分泌的，它和男性的生理特征、生殖器的发育以及生殖能力有关。而雌激素和孕激素来自于女性的卵巢，与女性的生理特征和月经周期有关。

　　体内胆固醇不足会使得这些激素不能正常分泌，激素就无法正常发挥作用，身体也会对应出现各种各样的不适状况。

胆固醇是构成胆汁酸的主要原料，胆汁酸是胆汁的主要成分

　　胆固醇是胆汁酸的主要原料。肝脏用胆固醇合成胆汁酸并储存在胆囊内，这些胆汁酸会经过胆管流入到十二指肠中。胆汁酸主要消化和吸收脂肪，此外还能促进消化系统吸收脂溶性（即能溶解于脂肪中）维生素。

　　胆固醇不足会使胆汁酸的分泌量减少，这样可能会导致油脂类食物消化不良而产生腹泻或者造成某些维生素的吸收状况不佳。

➡ 血液中胆固醇数值的3种指标是什么?

我们在血脂检查时需要抽血化验，一般化验单上有3个与胆固醇有关的指标，分别是总胆固醇、LDL胆固醇和HDL胆固醇，这些指标的数值表示各自的脂蛋白中的胆固醇含量。

脂蛋白中的胆固醇含量就是血液中的胆固醇含量

我们知道了胆固醇是不溶于水的，它在血液中以脂蛋白的形式存在，所以脂蛋白中胆固醇的含量就等同于血液中胆固醇的含量。

因为LDL和HDL中含有大量的胆固醇，所以在临床上选用LDL胆固醇和HDL胆固醇这两个指标来作为评价血液中胆固醇含量的依据，而总胆固醇顾名思义就是所有脂蛋白中胆固醇的总量。

坏胆固醇和好胆固醇

在化验结果出来后，很多人将LDL胆固醇称之为"坏胆固醇"，而将HDL胆固醇称之为"好胆固醇"。然而造成这种看法的原因并不是因为胆固醇本身具有"好"或"坏"的属性，而是由于HDL与LDL的不同功能来决定的。

LDL的功能是将胆固醇输送到各个组织细胞中去参与细胞膜的合成

但是过多的 LDL 会在血液中被氧自由基氧化，变成变性 LDL。变性 LDL 会在动脉壁的内侧形成病灶，使血管变得狭窄，从而会导致动脉硬化，威胁生命健康。这就是 LDL 胆固醇被人们称为坏胆固醇的原因。

　　与之相对，HDL 则具有将多余的胆固醇收集并运送回肝脏的功能，因此能够有效预防动脉硬化。这也就是 HDL 胆固醇被人称为好胆固醇的原因（见图 5）。

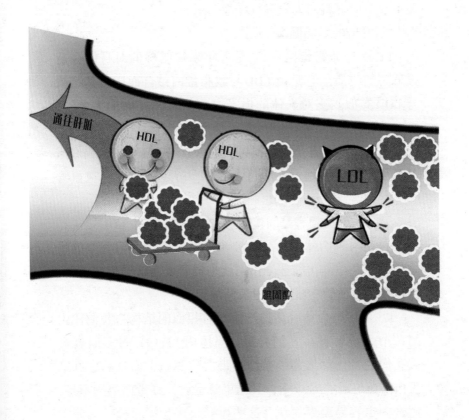

图5　HDL被称为好胆固醇，LDL被称为坏胆固醇

小贴士：

其他的坏胆固醇有哪些？

前面向大家介绍了胆固醇的好与坏主要是看它存在于何种脂蛋白中。除了 LDL 以外，我们体内还存在其他的坏胆固醇，它们对身体健康的损害与 LDL 相比更是有过之而无不及，以下就向大家进行详细介绍。

新发现的坏胆固醇

LP（a）即脂蛋白（a）是近年来被明确的对身体会造成危害的物质。它是由 LDL 与载脂蛋白结合而成，其结构与 LDL 类似。它对人体的损害主要是从两方面损害血管，导致动脉硬化。

一方面的损害是直接损害：LP（a）和 LDL 结构相似但更容易被氧化变性，它所包含的胆固醇也就更容易在血管壁上蓄积，造成动脉硬化。

另一方面的损害是间接的：LP（a）不但和 LDL 结构相似，它还与我们体内的另一种叫作血纤维蛋白溶酶原的物质相似。这种物质的唯一作用就是转变成血纤维蛋白溶酶，负责将我们血管中凝固的血液清除。

LP（a）与血纤维蛋白溶酶原有相似的结构，我们体内的调节系统容易将它们弄混。当体内 LP（a）过多时就会被我们的身体误认为是血纤维蛋白溶酶原，而真的血纤维蛋白溶酶原就很难产生，其结果就是血纤维蛋白溶酶不足，血管内更容易凝聚血块。这些血凝块成为了血栓，加速了动脉的硬化。

LP（a）还有更让人无奈的地方，它在我们体内的含量多少主要受遗传因素决定。也就是说即使我们改善了自己的生活方式也很难对其造成影响。

其他的坏胆固醇

与 LP（a）相似的一种叫作小颗粒致密低密度脂蛋白（sLDL）的物质也属于坏胆固醇，从名称上我们就能看出它是 LDL 家族的一员，它比 LDL 更容易被氧化，所以也就更容易造成动脉硬化。研究显示，sLDL 多的人如糖尿病患者罹患心脑血管疾病的概率更大。值得庆幸的是，sLDL 与 LP（a）不同，不仅仅是遗传因素，生活方式的改善也会对其产生影响。

剩下的坏胆固醇就是残基。残基来源于乳糜微粒和 VLDL，是它们完成自身使命，将甘油三酯和胆固醇输送到组织后的剩余物。这些剩余物有可能会造成动脉硬化。

乳糜微粒的剩余物原本应该被收集起来，然后进入到肝脏中进行处理。但是如果它们没有被及时回收，在血液中滞留的时间过长，就会被吸附到血管壁上。这些剩余物中的胆固醇不断地在血管壁上蓄积，会导致动脉硬化。

VLDL 的剩余物有专门的名称叫中密度脂蛋白（IDL）。IDL 的一部分会进入肝脏，另一部分则会被转变成 LDL。不过，和乳糜微粒的剩余物一样，它们在血液中长期存在的话，也会被血管壁所吸附，从而导致动脉硬化（见图 6）。

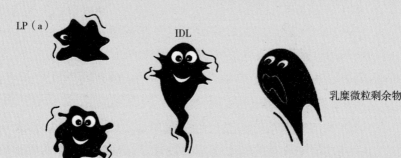

LP（a）　IDL　乳糜微粒剩余物　小颗粒致密 LDL

图6　其他类型的坏胆固醇

➡ 高脂血症的诊断标准是什么?

高脂血症又称为高脂蛋白血症或血脂异常, 指的其实是我们血液中的甘油三酯和胆固醇水平出现异常。高脂血症本身并不会有什么自觉症状, 但体内的甘油三酯和胆固醇水平长期维持在较高状态的话会出现动脉硬化, 从而加重患者罹患心肌梗死或者脑梗死等危重疾病的风险。

我国现行的高脂血症诊断标准

我国目前对血脂异常的临床分类遵照《中国成人血脂异常防治指南》(2007)分为4种类型, 其采用的指标是血液检查结果中 TC(总胆固醇)、TG(甘油三酯)以及 HDL-C(高密度脂蛋白胆固醇)。具体如下表所示:

分型	参考指标及数值
高胆固醇血症	TC>6.22 毫摩尔 / 升
高甘油三酯血症	TG>2.26 毫摩尔 / 升
混合性高脂血症	TC>6.22 毫摩尔 / 升且 TG>2.26 毫摩尔 / 升
低高密度脂蛋白胆固醇血症	HDL-C<1.04 毫摩尔 / 升

上面涉及的 3 项指标的单位均为毫摩尔 / 升(mmol/L), 表示的是验血者每 1 升血清中含有的检查指标的数量。血清是血液中除去血细胞和血小板以外的液体部分, 其中 90% 是水, 血液中的脂蛋白都存在于其中。

TC 和 TG 中 1 项明显增高就可以分别诊断为高胆固醇血症和高甘油三

酯血症，这 2 种类型的血脂异常会使得这 2 种脂质在血管壁上蓄积，从而使血管变得狭窄，血液变得黏稠，最终导致动脉硬化，同时也加重了患者罹患危重心脑血管疾病的风险。

而如果 2 项数值均明显增高，则可以诊断为混合性高脂血症，其对人体的危害程度更甚于前两者。

HDL 胆固醇则有所不同，当数值低于标准值时患者被诊断为低高密度脂蛋白血症，因为 HDL 主要负责将身体中多余的胆固醇收集并运送到肝脏，所以它是具有预防动脉硬化作用的好胆固醇。因此，当 HDL 胆固醇不足时，身体出现动脉硬化的可能性就会增加。

HDL 胆固醇值越高越好吗？

虽然 HDL 胆固醇值对预防动脉硬化有帮助，但到底应该达到什么样的数值才最好并没有一个很明确的标准。实际上 HDL 胆固醇受到遗传因素的影响，有的人很高而有的人很低，这是很正常的情况。甚至临床上有某些疾病会使 HDL 很高却不能发挥作用，这样的例子也不少见。

可能有细心的读者发现，上面没有 LDL 胆固醇的数据，其实我们可以利用简单的计算公式将 LDL 胆固醇值计算出来。具体计算方法：当 TG<4.52 时，LDL 胆固醇 = 总胆固醇 – HDL 胆固醇 – 0.2 × 甘油三酯；当 TG>4.52 时，LDL 胆固醇 = 总胆固醇 – HDL 胆固醇 – 0.16 × 甘油三酯。

小贴士：

检查前 12 小时需禁食、禁酒吗?

在做与血脂有关的血液检查之前，一定要注意安排好饮食的时间。想要得到准确的检查结果的话，就应该在检查前禁食 12 小时以上。

我们从饮食中摄取的脂肪会在体内转化成乳糜微粒，然后再进入到全身脂质代谢的过程中。进食后 4 小时，血液中的乳糜微粒达到高峰，8~12 小时乳糜微粒才会被完全清除。所以为了取得准确的检查结果，体检前禁食 12 小时是很有必要的。

受检者在体检前一天的晚餐时间须要提前，而体检当天不能吃早餐，在空腹的状态下采取血样。从前一天晚上到第二天检查的过程中，正常的饮水不会对体检结果产生影响，但是不包括含糖的饮品。

另外，酒精会使体内甘油三酯的量升高，所以受检者还应当在体检前数天开始禁酒（见图 7）。

检查前 12 小时以内的饮食和含糖质的液体

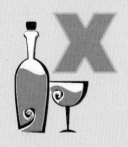

数天前开始的酒精摄取

图7　检查前12小时需禁食、禁酒

第 **2** 章 为什么会出现令人担忧的血脂异常呢

　　不当的生活方式是导致血脂异常的最主要的原因，包括过量饮食、酗酒、缺乏运动、吸烟和持续的精神压力等。另外，某些疾病和药物也会导致血脂升高，具体内容将在本章后半部分向大家详细介绍。

不良的饮食生活会导致
➡ 血液中的脂质增多吗？

在众多的生活方式中，过量的饮食最容易造成血液中脂质的增多。除了过量饮食之外，不规律的饮食方式和食物的杂乱也会对血脂异常起到推波助澜的作用。

饮食会对血液中的甘油三酯值产生很大的影响

肝脏合成甘油三酯，需要的原材料包括游离脂肪酸和葡萄糖。这些葡萄糖大都来源于我们所吃的糖类食物。

所谓糖类食物，并不是指含糖分的甜味食品，而是指主要由碳水化合物组成的食物。这些碳水化合物从进入口中的那一刹那就在唾液的作用下开始被分解，其后经过多种消化酶的反应，到达小肠时已经被分解成葡萄糖、果糖和半乳糖等单糖，这些单糖被人体吸收后运输到肝脏中，转变成葡萄糖。

所以当我们过量地进食的时候，即使吃的不是油脂性的食物，也会产生大量的葡萄糖。多余的葡萄糖就会转化成甘油三酯。这些生成于肝脏的甘油三酯大量地转变成 VLDL，然后被分泌到血液中去，就导致了血液中的甘油三酯增多。

而我们吃得油脂性食物在小肠中被消化分解成甘油三酯，然后被人体吸收，并以乳糜微粒的形式进入到血液中。吃下的油脂性食物越多，产生的乳糜微粒也就越多，血液中的甘油三酯自然也就越多。

甘油三酯的增多会导致胆固醇的增多

肝脏内生成的甘油三酯需要与胆固醇结合形成 VLDL 才能被运输到各个组织细胞中去，而这些 VLDL 完成使命后代谢成了高胆固醇含量的 LDL 停留在血液中，血液中的胆固醇自然也就增加了。所以说体内合成甘油三酯的增多也会导致血液中胆固醇的增多。

前文提到过人体自身对胆固醇有调节作用。例如，我们虽然可以通过饮食来摄取胆固醇，但是在自身胆固醇水平较高的情况下，即使食物中的胆固醇再多，我们也不会将它们完全吸收，从而保证体内胆固醇量的相对稳定。

然而这种调节作用并不是万能的，当我们养成了高胆固醇饮食习惯后，这些体内调节就无法完全地发挥作用，我们体内的胆固醇只会慢慢增多。

社会的经济发展给我们带来了最直接的影响：物质生活条件的改善和饮食结构的改变使我们的饮食习惯开始偏向欧美化，肉食和油脂在我们的饮食中占据了主导地位，大量的肉食和油脂不但显著提高了我们体内甘油三酯的水平，也为胆固醇的合成提供了原料（见图8）。

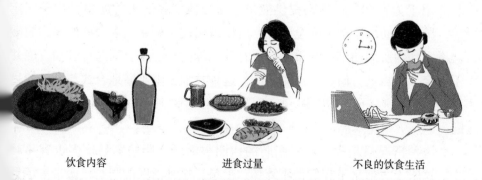

饮食内容　　　　　　　进食过量　　　　　　不良的饮食生活

图8　会导致血中脂质增多的饮食生活

→ 甘油三酯的增多会引起肥胖吗?

对于人体而言,如果能量的摄取大于消耗,那么这些多余的能量就会以甘油三酯的形式,在皮下和内脏等部位蓄积起来。脂肪如果蓄积到一定程度,就演变成了我们所说的肥胖,而且肥胖还会促使甘油三酯进一步增多。那么,这种恶性循环到底是怎么形成的呢?下面我就向大家进行详细的解释。

肥胖的恶性循环要归结于游离脂肪酸

如果进食过多,我们摄取的脂质和糖类转化成了大量的甘油三酯,甘油三酯被输送到身体的各个组织后会被分解成游离脂肪酸,这些游离的脂肪酸用于为人体生命活动提供能量。而身体消耗所需的能量是比较固定的,游离脂肪酸不会被完全消耗,所以就出现了剩余。多余的游离脂肪酸会进入到内脏脂肪细胞中重新合成甘油三酯蓄积起来,而这种甘油三酯并不稳定,会再被分解成游离脂肪酸。这种甘油三酯不断地合成与分解的过程在脂肪细胞中重复出现。特别是内脏的脂肪细胞中,这种过程更为活跃。

这种情况只是表明内脏脂肪的代谢很活跃,脂肪容易增多也容易减少,这听上去似乎不算好也不算坏。但是,这种活跃的脂肪代谢带来了另一种影响:大量的游离脂肪酸被不断地释放出来。

　　这些游离脂肪酸会被运输到肝脏，成为合成甘油三酯的原料。大量的甘油三酯又会被运输到脂肪细胞中堆积，形成肥胖。肥胖后，人体内脂肪的代谢更加活跃了，同时使得运往肝脏的游离脂肪酸变得更多，被肝脏合成的甘油三酯也随之增加，新的肥胖形成了。这就是我们所说的肥胖的恶性循环。

肥胖会阻碍胰岛素功能的正常发挥

　　我们所吃的米面、淀粉、糕点等以碳水化合物为主的食物在被小肠吸收后会转变成葡萄糖进入到血液中。血液中葡萄糖的浓度就是大名鼎鼎的血糖值，我们体内负责降低血糖的是一种叫作胰岛素的激素。

　　血糖上升后，胰岛就会分泌胰岛素，胰岛素会促进身体各个细胞吸收葡萄糖，并将这些葡萄糖分解，用于提供能量。

　　但是有一些因素，例如肥胖、缺乏运动、饮食习惯不当等都可能使得胰岛素不能正常发挥降低血糖的功能，这种情况在医学上我们称之为胰岛素抵抗。

　　出现胰岛素抵抗后，葡萄糖不能被身体各个组织细胞吸收，只能游离在血液中，形成高血糖，进而导致糖尿病。血液中多余的葡萄糖在肝脏中堆积，成为甘油三酯的原料，所以高血糖会导致甘油三酯增加。

　　另外，胰岛素自身还具有促进 VLDL 分泌和甘油三酯合成等功能。胰岛素抵抗后胰岛会代偿性地分泌更多的胰岛素，这些胰岛素无法正常降低血糖，却依旧可以加速胆固醇和甘油三酯的合成。这样造成的结果就是肥胖更加严重，并导致胰岛素抵抗加剧，又陷入了肥胖的恶性循环（见图 9）。

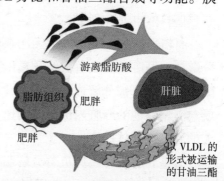

图9　肥胖会导致甘油三酯增多，甘油三酯的增多还会使人进一步肥胖，从而形成恶性循环

→ 酒精摄取过量会使甘油三酯增加吗？

不可否认，适量地饮酒对人体是有益处的。但是酒精会促进肝脏分泌 VLDL，再加上酒精本身所含的高能量都会使得甘油三酯增多。所以，在此建议各位读者：饮酒一定要适度。

酒精和脂肪的代谢都在肝脏中进行

在适量饮酒的前提下，酒精能够使身体的消化功能变得活跃，还能促进血液循环，并且增加好的胆固醇——HDL 的作用。

但是酒精会使甘油三酯值升高。这是因为当酒精进入到肝脏后，肝脏合成脂肪酸的功能就会变得非常活跃。而脂肪酸又是合成甘油三酯的原料，所以肝脏内合成的甘油三酯也会增加。为了将这些甘油三酯输送到全身各处，也就生成大量的 VLDL，然后进入到血液中，这样血液中的甘油三酯值自然也就升高了。

酒精还有一个特性，它无法在体内蓄积。我们体内的酒精最终都会被分解掉，肝脏就肩负着分解酒精的重任。酒精在肝脏中转变成乙醛，再在醋酸的作用下被分解成水和二氧化碳。我们平常所说的一个人酒量的好坏就与酒精在他的肝脏内被分解的速度紧密相关：肝脏分解酒精越快，这个人的酒量也就越好。

但是肝脏同时还肩负着分解脂肪的功能。身体摄取过多的酒精后，肝脏就会专注分解酒精一直到所有酒精都被分解完毕。在这个过程中肝脏的其他工作就会被搁置下来，尤其是对脂肪的分解。脂肪没有被及时分解的话，就只能在身体里蓄积起来了（见图 10）。

酒精摄取过多会导致肥胖

酒精中没有任何的营养成分，却具有相当高的能量。1 罐啤酒的能量为 628 千焦（150 千卡），与 100 克（2 两）米饭所提供的能量相当。所以说，我们仅仅通过饮酒，就能摄取非常高的能量。常言道："酒是谷中精。"如果单纯从能量的角度来看，这句话也十分有道理。

酒精在自身所含能量极高的条件下，偏偏还能促进消化功能，提高食欲。而我们选择的下酒菜往往又都是高盐分、高能量的食物。在这种情况下人们往往会在无意中摄取过多的能量，从而导致甘油三酯的增多与肥胖。

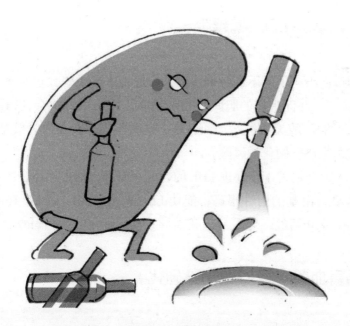

图10　忙于分解酒精，脂肪的分解已经无力分身了

吸烟会减少好的胆固醇，使坏的胆固醇增多吗?

饮酒只要是适量对身体也是有好处的。而抽烟的话，不论数量多少，对身体都是百害而无一利的。香烟燃烧产生的烟雾中含有尼古丁、焦油等 200 多种有害物质，不但会对我们的身体造成损害，还会污染环境。

尼古丁越多，HDL 就越少

抽烟对血脂产生的不利影响主要是由尼古丁造成的。它能使好的胆固醇 HDL 减少，并促进坏的胆固醇 LDL 增多。HDL 的减少会使得组织和血液中多余的胆固醇无法被运输回肝脏，这些胆固醇会在血管壁堆积起来，从而加大罹患动脉硬化的风险。

另一方面，尼古丁会促进 LDL 的合成。而且，尼古丁还会产生氧自由基，这些氧自由基的活性很高，能使 LDL 氧化成变性 LDL。在前面的章节中已向大家介绍过，变性 LDL 是能导致动脉硬化的坏胆固醇。

吸烟损害血管，可导致动脉硬化

吸烟不仅影响血脂，还会从其他方面导致动脉硬化。尼古丁会促使肾上腺分泌一种叫作儿茶酚胺的激素。儿茶酚胺具有各种各样的功能，比如说促使血液凝固、促进血管收缩、使血压上升等，这些都是导致动脉硬化的重要原因。

此外，香烟燃烧的烟雾进入人体后，血液中的一氧化碳会增加。一氧化碳不仅会造成血液中氧的不足，还会损害血管壁。这些也是形成动脉硬化的原因。

另外，需要注意的是，二手烟也会对身体造成损害。在某种情况下，吸二手烟的人受到的损害甚至比吸烟者更为严重。

《中国成年人血脂防治指南》中指出：吸烟对我国人群的心血管病致病相对危险约为正常人群的2倍，仅次于高血压。

因此，为了您和家人的身体健康，一定要尽量远离烟草。

➡ 运动不足会使甘油三酯滞留体内吗?

甘油三酯在体内的蓄积一方面是因为我们从食物中摄取的能量过多;另一方面是因为我们身体消耗的能量不足,也就是说运动不足。常言道:"生命在于运动",适量的运动除了消耗我们体内多余的能量外,还能改善脂质的代谢。

运动不足是造成肥胖的原因之一

现代社会中肥胖的人越来越多,电视里、网络中、报纸上各式各样的减肥广告铺天盖地,肥胖产生的原因也越来越受到人们的重视。大多数人将肥胖都归结到饮食的问题上。

的确,饮食结构的改变和过量的饮食会导致人体摄入的能量增多,是使人肥胖的一个重要原因。然而从另一个方面来看,现在人们普遍缺乏运动,人体摄取的能量消耗不了而以脂肪的形式在体内堆积,这也是产生肥胖的重要因素。

现代生活中发达的交通设施、便利的通讯技术、舒适的办公环境使我们活动身体的机会大大减少。现代人的运动量与古人比较起来相差甚远,这也是现代人更容易肥胖的原因之一。

所以,阅读本书的诸位,在通过改善饮食习惯来减肥收效不大的时候,大可以转换一下观念,通过增加运动量,加大身体能量的消耗来达到调节体重的目的。

运动需要坚持才会取得效果，除非是参与重体力劳动或者剧烈体育训练，一般而言，运动消耗的能量并不是很多。举个简单的例子，我们散步1小时所消耗的能量与1碗米饭提供的能量相当。但是，只要坚持下去，运动的各种效果就会得到体现。

运动具有多重效果

运动除了能消耗体内多余的能量外，还具有各种神奇的效果。这些效果都能够帮助我们改善脂质的代谢，降低甘油三酯和胆固醇。

●**运动能消耗脂肪**：运动会先大量消耗我们肌肉中的糖原，然后是血液中的葡萄糖，最后是细胞中的游离脂肪酸。这些能量物质的不断消耗都会促进脂肪——特别是内脏脂肪的分解（见图11）。

●**运动能增加 HDL**：运动能增加一种载脂蛋白，这种载脂蛋白是HDL 合成过程中不可或缺的原材料。运动通过增加这种载脂蛋白来增加体内好胆固醇 HDL。另外，在我们体内 HDL 与甘油三酯呈现反比例关系，运动消耗甘油三酯也会使得 HDL 增加。

●**运动可以改善胰岛素抵抗**：存在胰岛素抵抗时，体内胰岛素的分泌会代偿性地增加。这些过量的胰岛素会加剧甘油三酯在体内的蓄积并加重肥胖。运动能够通过提高血糖利用率，改善胰岛素抵抗来减少胰岛素的分泌，同时也能加速脂肪的分解。

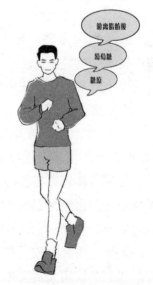

图11 运动会依次消耗我们的热量源

精神压力大会减少好胆固醇，增加坏的胆固醇吗？

> 陶渊明笔下的桃花源中无忧无虑的生活离我们越来越遥远，现代社会中每个人每天都承受着各式各样的压力。这些压力会对我们的身体造成很多的影响，其中就包括对血脂的影响：增加LDL，减少HDL。

压力会促进肾上腺皮质激素的分泌

人受到压力后，身体会自然而然地产生防御性的反应来抵御这些压力。这些防御性反应主要表现在激素的分泌上。压力能刺激交感神经，并促使肾上腺皮质分泌皮质醇和儿茶酚胺这两种激素。

皮质醇是主要的抗压激素，但是会导致血糖的升高和VLDL的生成。如前文所述，血糖的升高产生大量的胰岛素，从而造成脂肪的蓄积。而VLDL合成的增多会使血液中的甘油三酯与LDL增加，HDL减少。

儿茶酚胺具有各种各样的功能，这一点在有关吸烟的章节中已经有所提及。它对血脂的影响主要是增加游离脂肪酸，由此造成甘油三酯和胆固醇的增加。另外，它也有升高血糖的作用，所以同样会导致脂肪的蓄积。

此外，儿茶酚胺过多还容易引起其他疾病，它具有的收缩血管、增加心率和凝血作用无疑会加大高血压与动脉硬化的风险，而且可能导致更为严重的心脑血管疾病。

排解压力的方式不当也会使脂质增加

　　除了激素外，压力能够从其他途径对血脂产生间接的影响。

　　压力太大就需要被排解，很多人排解压力的方式并不恰当，主要体现在吃更多的甜食、抽更多的烟以及喝更多的酒饮等（见图 12）。

　　而这些不恰当的做法都是甘油三酯和 LDL 增加、HDL 减少的重要原因。

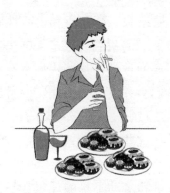

图12　排解压力的不当方式

小贴士：

容易导致动脉硬化的代谢综合征有哪些？

高脂血症是一种生活方式疾病，即饮食过量、酗酒、缺乏运动、抽烟、精神压力过大等不良的生活方式都能导致该病的发生。而且，高脂血症还会导致其他的生活方式疾病。

生活方式疾病的危害

高脂血症、糖尿病、高血压和中心性肥胖都是我们日常生活中经常能见到的疾病，很多人罹患这些病症都是因为生活方式不当而导致的。这些疾病本身对人体并没有多大坏处，但是它们会并发其他疾病，而且也有可能加速动脉硬化，进而导致心肌梗死、脑梗死等危重心脑血管疾病。也正是因为如此，这些生活方式疾病成了我们现实生活中耳熟能详的"健康杀手"。

随着饮食过量和运动不足的现象在我们的日常生活中越来越常见，这些"健康杀手"也越来越频繁地出现在我们的生活当中，三高（高血压、高血糖和高血脂）的大名如雷贯耳，人们谈之色变（见图13）。然而，随着人们对不良生活方式引起的疾病及其危险性的认识不断提高，一个新的疾病名称应运而生——"代谢综合征"。代谢综合征是指像我们前面提到的"健康杀手"那样，能导致心血管疾病的多种代谢危险因素在体内集结的状态。

代谢综合征的诊断标准

现行的《中国成人血脂异常》中规定具备以下的 3 项或更多项即可诊断为代谢综合征：

（1）腹部肥胖：腰围男性 >90 厘米，女性 >85 厘米。

（2）甘油三酯值≥ 1.70 毫摩尔／升。

（3）HDL 胆固醇 <1.04 毫摩尔／升。

（4）血压≥ 130／85 毫米汞柱。

（5）空腹血糖≥ 6.1 毫摩尔／升或糖负荷后 2 小时血糖
≥ 7.8 毫摩尔／升或有糖尿病史。

值得一提的是，该指南提出的诊断标准是在《2004 年
CDS（中华医学会糖尿病学分会）建议》的基础上修改的。
其中主要的修改是用中心性肥胖的指标——腰围，取代了
原来只与身高和体重有关的 BMI（体重指数）。也就是说中
心性肥胖是代谢综合征中非常重要的一个环节。

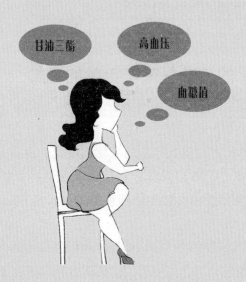

图13　三高人群

➡ 什么是胆固醇最高值的阶段？

有些人看到体检结果可能会费解：自己一直保持着不错的生活习惯，饮食合理，经常运动，也不嗜烟酒，为什么胆固醇还是较以前升高了呢？其实除了生活习惯外，还有其他因素会使得胆固醇升高，比如说年龄的增长。

胆固醇值变化的趋势是随着年龄的增加而不断上升，直到 70 岁以后才有所下降

人的胆固醇值一直在随着年龄的变化而变化，根据《中国成年人血脂异常防治指南》和《中国居民营养和健康状况调查》显示，总胆固醇和 LDL-C 的升高率在男性和女性中都随年龄增高，到 50~69 岁这个阶段达到高峰，70 岁以后略有降低。

就目前的研究进展而言，我们对胆固醇值随着年龄的增长而增长的原因还有许多不清楚的地方。而至于 70 岁以后胆固醇值下降的原因，目前也只是将其归结于 LDL 活性下降、中老年人饮食变得清淡或者是食量的减少等原因。

即使是在相同的年龄段，人体的胆固醇值也因为性别的不同而存在着较大的差异。50 岁以前男性高于女性，50 岁以后女性明显增高，甚至高于男性。

雌激素对胆固醇值也会造成影响

　　之所以会有 50 岁这个分界点，是因为女性在这个年龄处于围绝经期，也就是我们通常所说的更年期。更年期指的是女性绝经前后大约 10 年的时间段，这个时间段内雌激素分泌的减少会影响到胆固醇的水平。

　　雌激素是卵巢内产生的一种雌性激素，它能使女性出现月经、女性特征，还会对皮肤、骨骼、血管和肝脏产生作用。对胆固醇的影响则表现为使 LDL 减少，HDL 增加。

　　处于更年期的妇女雌激素分泌减少后不仅会导致胆固醇升高，还会出现各种各样的不适症状，这是更年期综合征。

　　因此，现在有所谓的激素替代疗法，即通过药物来补充雌性激素。这种治疗不仅对各式各样的更年期综合征和骨质疏松有效，还有利于改善胆固醇水平。不过，这种疗法也有副作用：比如血液容易变得凝固，有致癌性等。所以在各位女士想要使用这种方式进行治疗之前应该先咨询医生，并对治疗的风险进行慎重的评估。

家族性遗传也会使甘油三酯和胆固醇升高吗？

> 血脂的异常还有可能是受到遗传因素的影响。一个家族中出现大量的血脂异常患者，这种情况我们称之为家族性高脂血症。而根据患者不同种类的脂蛋白异常，家族性高脂血症还能被细分成若干种类。下文中我将向大家介绍其中几种常见的类型。

家族性高胆固醇血症

家族性高胆固醇血症的患者基因存在缺陷，身体内细胞的 LDL 受体异常。这种受体异常带来了两方面的影响：一方面，LDL 不能正常与受体结合，其分解与代谢变得缓慢，血液中 LDL 增加；另一方面和我们前面所提及的 IDL 有关，受体异常会影响到 IDL 的代谢，使其大量转化为 LDL。这两方面的最终结果就造成了血液中胆固醇的升高。

此外，需要注意的是，因为家族性高胆固醇血症的患者从年轻的时候胆固醇就开始上升，动脉开始硬化，并且没有自觉症状，所以该病患者罹患冠心病等心脑血管疾病的风险很高。因此，对该病尽早地发现和诊治非常重要。

刚刚我们说到家族性高胆固醇血症没有自觉症状，那么有没有其他的办法来判断自己什么时候患上了这种疾病呢？答案就是"黄色瘤"。

黄色瘤是一种脂质的肿块，好发于眼睑和肘关节、膝关节以及跟腱等部位。在家族性高胆固醇血症中十分常见。如果家族中有许多胆固醇值较高的人，自己身上还出现了黄色瘤的话，就应该去医院做相关的检查了。

家族性高甘油三酯血症和家族性混合型高脂血症

家族性高甘油三酯血症和家族性混合型高脂血症也是发病率较高的家族性高脂血症。

家族性高甘油三酯血症患者因为肝脏生成过量的 VLDL 分泌到血液中，导致血液中的甘油三酯增加，其具体的发病机制目前尚不明确。患有这种疾病的患者进行血脂检查时仅有甘油三酯值异常，与胆固醇值无关。患者大多在成人之后才会发病。

家族性混合型高脂血症患者的血液中胆固醇和甘油三酯值都会不同程度的上升。目前这种遗传性疾病的发病机制依然不明确，能确定的是这种疾患会增加患者罹患危重心脑血管疾病的风险（见表1）。

表 1　家族性高脂血症分类

疾病名称	血清总胆固醇浓度	血清甘油三酯浓度
家族性高胆固醇血症	中至重度升高	正常或轻度升高
家族性载脂蛋白 B 缺陷症	中至重度升高	正常或轻度升高
家族性混合型高脂血症	中度升高	中度升高
家族性异常 β 脂蛋白血症	中至重度升高	中至重度升高
多基因家族性高胆固醇血症	轻至中度升高	正常或轻度升高
家族性脂蛋白（a）血症	正常或升高	正常或升高
家族性高甘油三酯血症	正常	中至重度升高

表 1 中还罗列了一些其他类型的家族性高脂血症，那些病症在临床上是非常罕见的，在此就不一一赘述了。

不过，不管这些疾病的类型和发病率怎样，只要家族或者直系亲属中高脂血症的人较多，都应该尽早去医院进行检查。

→ 其他疾病和药物也会使甘油三酯和胆固醇升高吗？

> 　　某些疾病和药物也会影响到甘油三酯和胆固醇的水平，由这些因素导致的甘油三酯和胆固醇的升高我们将其称之为继发性高脂血症。糖尿病、肝胆病、肾脏病和一些其他疾病以及部分降压药和激素都能够导致继发性高脂血症。

糖尿病

胰岛素缺乏或者胰岛素抵抗导致血液中的葡萄糖无法被正常利用 ▶

　　引起血脂异常的诸多疾病中，最常见的要数糖尿病了。糖尿病并不是字面上所描述的尿出糖分的泌尿系统疾病，而是一种因为代谢异常而导致血液中葡萄糖浓度升高的疾病。这里提到的血液中葡萄糖的浓度就是我们平常所说的血糖或者血糖值，我们身体中负责降低血糖的激素是由胰岛分泌的胰岛素。

　　要将糖尿病和高脂血症之间的联系详细说清楚的话，我们就得从饮食开始说起。我们吃的米面、糖果、甜点等碳水化合物形式的食物在小肠被消化，转化成葡萄糖，然后吸收进入肝脏。

这些葡萄糖一部分进入到肝脏被转化成了糖原和脂肪。另一部分则被运输到全身各处为人体生命活动提供能量，这一部分葡萄糖出现了剩余，就会以甘油三酯的形式存储在脂肪细胞内。这些过程的顺利完成都是依靠胰岛素的功能。

胰岛素通过促进葡萄糖的消耗来达到调控血糖值的目的，所以血糖是否稳定在于胰岛素是否能正常发挥功能。众所周知，糖尿病患者的胰岛素功能是不健全的。

糖尿病越严重，血液中的脂质越多

常见的糖尿病又分为两种类型：1 型糖尿病，患者完全丧失了分泌胰岛素的能力；2 型糖尿病，患者出现了严重的胰岛素抵抗，虽然还保有一定程度的分泌胰岛素的能力，但这种能力也在高血糖的环境下逐渐被透支。

因此，不论是哪种情况的糖尿病患者，血液中的葡萄糖都不能正常地被作为能量来源消耗，为生命活动提供能量的重要任务就交给了脂肪。首先，大量的脂肪在脂肪细胞内被分解，产生的游离脂肪酸被排出脂肪细胞。

我们知道，提供能量的脂质主要是甘油三酯，这些数量巨大的脂肪酸在肝脏中一部分被转化成了甘油三酯。然而仅仅是甘油三酯还不够，因为甘油三酯不溶于水，不能被运输到全身各处去提供能量。所以另一部分脂肪酸被转化成了运输甘油三酯的 VLDL。为了保证能量的供应，我们体内用来分解 VLDL 的酶的活性也会降低。最终结果就是大量的甘油三酯和 LDL 进入到了血液中，换而言之，就是血液中的甘油三酯和胆固醇含量都增加了（见图 14）。

胰岛素的功能越不健全，血脂的含量就会越高，这也就是糖尿病容易引起高脂血症的原因。

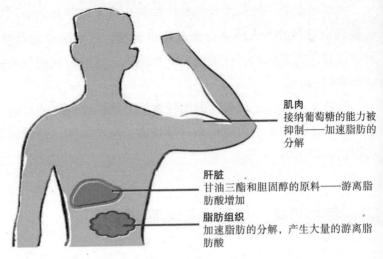

肌肉
接纳葡萄糖的能力被抑制——加速脂肪的分解

肝脏
甘油三酯和胆固醇的原料——游离脂肪酸增加

脂肪组织
加速脂肪的分解，产生大量的游离脂肪酸

图14　糖尿病加重后血液中的脂质增多

肝胆病

肝脏是直接关系到脂质代谢的重要脏器

　　通过前文的介绍，我们知道肝脏在体内各种脂蛋白的生成和代谢中起着极其重要的作用。所以某些肝脏的病症也会对血液中的甘油三酯和胆固醇产生影响。

　　●脂肪肝

　　大家一定对"脂肪肝"这个词不陌生，医学上我们将这种疾病称作脂肪性肝病，是一种脂肪在肝脏内过度沉积的临床病理综合征。当肝脏内30%以上的肝细胞被脂肪浸润时，就可诊断为脂肪肝。

　　脂肪肝会使肝脏合成大量的VLDL并将其分泌到血液中，这就使得血液中的甘油三酯和胆固醇升高。除此之外，脂肪肝不会表现出明显的症状，但是肝脏的功能会随着疾病的发展而恶化。

　　导致脂肪肝的原因是多种多样的，包括糖尿病、药物甚至是妊娠，是最常见的因素还是肥胖和酗酒。因此,只要能够改善自己的生活方式,加强运动并控制饮食,就能使疾病得到好转和治愈。

● 阻塞性黄疸

胆汁是一种帮助消化、吸收脂质和维生素等营养成分的消化液,在肝脏产生后储存在胆囊之中,最后被排放到十二指肠中发挥作用。胆汁的主要成分是胆汁酸,而胆汁酸的主要原料是胆固醇和胆红素。

阻塞性黄疸是指胆汁在十二指肠内流动不畅后逆流进入血液的疾病。胆汁进入血液后造成胆固醇值的上升,同时还会引起黄疸。

● 原发性胆汁性肝硬化

原发性胆汁性肝硬化是一种自身免疫性疾病。所谓自身免疫性疾病指的是本来保护我们免受外来异物攻击的免疫系统掉转矛头攻击自己的疾病。

这种疾病会使免疫系统攻击自己的胆管,使得胆汁无法流动,只能瘀积在肝脏中。胆汁的瘀积会使得血液中的甘油三酯和胆固醇增高,胆汁酸还会破坏肝细胞,肝细胞反复地被破坏和修复就会导致肝脏表面变硬而失去弹性,这就是肝硬化。

这种疾病的发病以中年女性为多,男性很少会患这种疾病。

肾脏病

肾脏的功能出现障碍时,也会导致高脂血症

有非常多的原因能够导致肾脏功能障碍,但是肾脏的功能障碍肯定会导致血脂的异常。

● 肾病综合征

肾脏除了调节体液和血压外还有一项重要的功能——产生尿液,肾小球通过过滤血液,将身体中不需要的废物筛选出来,形成尿液并排出体外。在肾脏正常工作时,我们体内分子量大的蛋白质保存在血液中,分子

量小的蛋白质通过肾小球的过滤被再次吸收回到血液中。这就保证了我们的尿液中不会出现太多的蛋白质。

多种原因可引起肾病综合征，它的主要害处就是破坏肾脏的功能，使得蛋白质，无论分子量的大小，都会被过滤出去，而且不被再次吸收。也就是它会使尿液中出现大量的蛋白质。

这种情况会导致血液中蛋白质的减少，肝脏会试图产生更多的蛋白质来进行补充。在这个过程中，胆固醇的合成会增加，脂蛋白的合成也会变得旺盛。由于其中 VLDL 的合成旺盛，甘油三酯的含量也会上升。

●慢性肾功能不全

慢性肾功能不全又叫作慢性肾衰竭，是各种原因引起的慢性肾脏结构和功能障碍。这种疾病会使得肾脏功能逐渐衰竭。肾功能下降至不足50%，就可以诊断为此病。此病继续发展下去，肾脏功能不足30%的时候，身体就会出现各种各样的症状。这种情况下，如果不积极地进行治疗，大量的废物就会滞留在体内，从而危及生命。

病情再往下发展，肾功能持续恶化，就需要进行人工透析，在体外对血液进行过滤。当病情发展到这个阶段的时候，体内 VLDL 的合成会变得旺盛，同时分解甘油三酯的酶的活性会降低，甘油三酯的增加还会进一步导致 HDL 的减少，这些因素都导致了高脂血症的产生。

其他疾病

激素异常或其他原因导致的疾病也能影响血脂

脂肪的分解与合成的过程离不开各种激素的参与，因此，某些激素出现异常也会导致高脂血症的发生。此外，还有某些特殊的疾病能引发高脂血症，这些疾病的致病原因都尚不明确。

●甲状腺功能减退症

甲状腺是人体最大的内分泌器官，主要功能是合成和分泌甲状腺激素。甲状腺激素具有促进 LDL 分解的作用。

甲状腺功能减退会导致甲状腺激素的分泌量减少，使得 LDL 的分解不能顺利进行，从而使得胆固醇值升高。

●肥胖

肥胖和糖尿病一样会造成胰岛素抵抗，使胰岛素不能够正常发挥作用。因此会促进 VLDL 的合成，导致甘油三酯值升高，并使 HDL 值降低。

●库欣病

库欣病是一种因下丘脑－垂体－肾上腺（HPA）轴调控失常，肾上腺皮质激素分泌过多而引起的疾病。肾上腺皮质激素具有促进 VLDL 合成的功能，所以库欣病患者的甘油三酯值会增高。而且由于这个过程中 VLDL 向 LDL 的转变会变得活跃，所以有时候患者的胆固醇值也会升高。

●神经性厌食症

神经性厌食症是一种精神因素导致的，多见于年轻女性的饮食障碍疾病。主要表现就是患者抗拒饮食。长时间不饮食或者饮食量少导致患者生命活动所需能量得不到保障，身体会加速脂肪的分解，大量的脂肪酸转变成了血液中的甘油三酯和胆固醇（见图 15）。

此外痛风、感染和一些自身免疫性疾病也会引发高脂血症，它们之间存在着某些相同点，比如患者长期地进食过量、酗酒等。但目前为止，导致这些人血脂异常的真正原因还未明确。

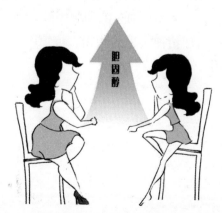

图15　无论是肥胖还是厌食症都会使胆固醇值升高

药物所引发的高脂血症

某些药物的副作用会影响血脂

在大多数情况下，疾病的治疗离不开药物。然而某些药物的副作用会使得甘油三酯值和胆固醇值升高，其中的典型代表是降压药和激素类药物。

● **降压药**

降压药顾名思义就是用于降低血压的药物，而根据降压机制的不同，降压药又可以分为很多种，其中有个别种类的药物会对血脂产生影响。

β受体阻滞剂就是一种通过减少心脏输往全身血量来达到降低血压目的的药物，有一部分β受体阻滞剂会导致甘油三酯值的上升和HDL值的下降。

噻嗪类药物是一种利尿药，能够通过增加尿量来达到降低血压的作用。但是它们会促进VLDL的合成，使甘油三酯值上升。

● **激素类药物**

某些激素也会对血脂产生影响。比如雄激素在临床上可以用于治疗乳腺癌，副作用是会使HDL值下降。类固醇激素药物能够治疗过敏症，但是会促进VLDL的合成，增加甘油三酯和胆固醇。

此外，一些用于治疗精神疾患的药物、抗惊厥药以及免疫抑制剂也有升高胆固醇值的作用。

小贴士：

不良的饮食习惯也会导致血脂升高吗?

除了我们之前提到过的过晚进食和饮食太过匆忙之外，在我们的生活中还有很多其他的不良饮食习惯。这些不良饮食习惯会使我们摄取过多的能量，从而使血脂值出现异常。

血脂出现异常数值的原因是什么?

不吃早餐就是血脂值出现异常的一个重要原因。很多人习惯于不吃早餐或者说将早餐与午餐合并到一起吃，这样的做法对身体来说并不健康。与一日三餐的人相比，这些人进餐的次数减少了，但是每天摄入的能量并没有减少，甚至会由于饥饿摄取了更多的能量。这样与平常人相比，他们每餐摄取的能量要更多，也就更容易堆积脂肪，产生肥胖（见图16）。

另外一个不良的习惯就是饮食不规律。饮食不规律指的不仅仅指用餐的时间不规律，还包括每餐的食量不规律。不规律的饮食习惯会导致我们体内相关激素分泌的紊乱，也会造成甘油三酯值的升高。

所以有些人很困惑，自己不觉得饮食过量，食物搭配也比较合理，最终还是出现了甘油三酯和胆固醇值的升高。出现这种情况的话，不妨就换个角度，看看自己是不是有上述不良的饮食习惯。

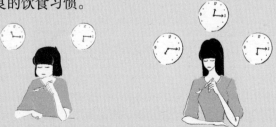

图16　为什么一天吃三顿饭的人身材还很匀称?

第3章 得了高脂血症怎样进行及时的治疗

如果体内的甘油三酯和胆固醇过多，就很容易引发各种各样的疾病。高脂血症本身虽然没有什么症状，但是它会促进动脉硬化，有可能导致危及生命的严重疾病。所以被确诊为高脂血症的患者应该进行积极的治疗。

➡ 因为甘油三酯过多而引起的疾病有哪些?

> 如果甘油三酯过多，就容易引发各种各样的疾病。除了我们经常能听到的糖尿病、高血压、肥胖等促使动脉硬化的疾病外，还有诸如高尿酸血症、脂肪肝、急性胰腺炎等疾病。

糖尿病

甘油三酯过多会导致胰岛素功能的恶化

前文提到过，糖尿病能引发高脂血症，整个糖尿病病程中至关重要的胰岛素会对体内脂肪代谢产生重大的影响。胰岛素的分泌不足和胰岛素抵抗都会导致血液中甘油三酯和胆固醇值的增加。

反过来，甘油三酯的增加也有可能引发糖尿病。因为大量的甘油三酯分解所产生的过量的脂肪酸会导致胰岛素抵抗。

糖尿病和高脂血症的主要病因都是过量饮食、酗酒、缺乏运动等不良生活方式。再者血液中的葡萄糖含量较高也容易损伤血管，造成血栓，和高脂血症一样都容易促进动脉硬化。由此可见，糖尿病和高脂血症的关系密切。

糖尿病导致的三大并发症

大家可能都听说过这样一种说法，"糖尿病不可怕，糖尿病的并发症才可怕"。这句话说得很有道理，因为糖尿病会引发各种严重的并发症，对我们的身体造成很大的损害。高脂血症常是这些导致糖尿病并发症的帮凶。

● **糖尿病视网膜病变**

刚刚说到，血液中的葡萄糖浓度较高会损伤血管。相比身体主要的大型动脉、静脉，高血糖更容易损伤视网膜上的小血管，视网膜上的血管就会出现堵塞和出血。在视网膜病变的初期阶段，这些血管能够再生，但是新生的血管更脆弱，更容易受到损害。长此以往，视网膜血管反复地出血和再生最终会导致失明。

有调查显示，如果被诊断出糖尿病而不进行积极治疗的人群，15 年后再检查时有大约 80% 的人会伴发糖尿病视网膜病变。糖尿病视网膜病变是造成成年人失明的最主要原因。

● **糖尿病肾病**

与视网膜的血管相比，我们身体中更为细小的毛细血管受到的伤害更多，其中典型的代表就是肾小球。肾小球是肾脏内过滤血液、制造原尿的重要结构，它的功能主要依靠大量的毛细血管来实现。

毛细血管被高血糖损害后，肾小球的过滤功能被破坏，尿中就会出现本不应该出现的蛋白质，也就是"蛋白尿"。糖尿病肾病再发展下去就会造成肾衰竭，到了这个阶段，患者就需要通过人工透析来维持生命。

● **糖尿病的神经病变**

糖尿病的神经病变是高血糖对神经造成的损害。会使患者的肢体疼痛、麻木，以至于失去感觉，这样会引发非常严重的后果。比如有心脏病的患者会因为痛觉的迟钝而无法察觉，进而在缺乏护理措施的情况下遭遇心脏病突发。或者是足部小型的外伤不被察觉，造成了感染，最后导致截肢。

糖尿病神经病变的症状一般先出现于双腿，有类似症状的患者应该及早地进行治疗。

高血压

高血压的诊断标准

　　全身血液的循环是通过心脏反复不停地收缩和舒张来实现的，心脏通过这种机械运动不停地将血液吸收和泵出。在这个过程中血管壁产生的压力就叫作血压，其中处于心脏收缩时的血压叫作收缩压，心脏舒张时的血压叫舒张压。也是我们通常所指的高压和低压。

　　所谓高血压是指收缩压 ≥ 140 毫米汞柱，或 / 和舒张压 ≥ 90 毫米汞柱（见表 2）。

表 2　《中国高血压防治指南》关于血压的定义与分类

类别	收缩压（毫米汞柱）	舒张压（毫米汞柱）
正常血压	<120	<80
正常高值	120 ~ 139	80 ~ 89
1 级高血压	140 ~ 159	90 ~ 99
2 级高血压	160 ~ 179	100 ~ 109
3 级高血压	≥ 180	≥ 110

　　高血压又分为两种类型：首先，是原因不明确的原发性高血压。这类患者占高血压患者总数的 90%，一般人遗传因素和其他因素（例如高盐饮食、肥胖、抽烟、精神压力过大等）是发病的原因；此外还有继发性高血压，这是由其他疾病（肾脏疾病、内分泌疾病、心血管病变和颅脑病变等）导致的高血压，一般通过治疗原发病症，可以消除继发性高血压。

脂肪细胞会产生能够升高血压的物质

　　高脂血症引发高血压的主要原因在于：高甘油三酯状态下，脂肪细胞分泌了很多的血管紧张素原。这种物质会转变成血管紧张素（一种既能收缩血管又能增加血液量的物质）。在血管紧张素两方面的作用下，血压就升高了。

如果血压一直很高，动脉壁就容易因为承受压力过大而受损，导致动脉硬化，而动脉硬化后血液流通不畅又会加剧心脏的负担，最终导致心脏以及脑、肾等部位的血管发生病变（见图17）。

需要注意的是，高血压近年来又被称为沉默的杀手，它本身没有明显的自觉症状，容易在患者不知不觉间悄然恶化，最终引发心肌梗死、脑卒中等威胁生命的疾病。所以在医院被检查出患有高血压的患者一定要慎重对待，积极治疗。

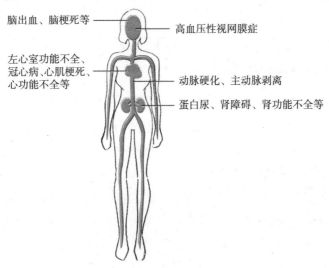

脑出血、脑梗死等　　　　　　　　　　　高血压性视网膜症

左心室功能不全、
冠心病、心肌梗死、
心功能不全等　　　　　　　　　　　　动脉硬化、主动脉剥离

　　　　　　　　　　　　　　　　　蛋白尿、肾障碍、肾功能不全等

图17　高血压的主要并发症

肥胖

肥胖是由于甘油三酯积聚过多导致的一种状态

一说到肥胖，大家潜意识里都会想到体重，实际上只有体内蓄积了过

多的脂肪才能叫作肥胖，只凭体重去衡量一个人是否肥胖是不科学的。人的肌肉要比脂肪重，也就是说如果有两个身高和体重完全相同的人，尽管体重可能超标，那么也有可能一个是真的肥胖，另一个只是肌肉发达而已。

我国现行的《中国成年人超重和肥胖症预防控制指南》以 BMI（体重指数）作为参考指标（BMI = 体重 / 身高^2），BMI ≥ 24 可以诊断为超重，而 BMI ≥ 28 则可以诊断为肥胖。同时，该指南提出，男性腰围 ≥ 85cm，女性腰围 ≥ 80cm 可以诊断为中心性肥胖。BMI 只能反映体重与身高之间的关系，如果想要衡量一个人的肥胖程度，腰围或者体脂率等指标可能更为合适。

体脂率是指脂肪重量占总体重的比例，一般而言，男性体脂率超过25%，女性体脂率超过 30% 即可认为是肥胖（见图 18）。目前市面上用于测量体脂率的仪器设备种类很多，读者可以酌情购买，以方便在家中使用。

肥胖与遗传的关系

肥胖的直接病因是体内甘油三酯过剩，以脂肪的形式蓄积。而引起肥胖的原因有很多种，遗传因素就是其中的一部分。父母都肥胖的情况下，子女就有八成的概率患肥胖。

然而这并不是说肥胖是遗传病，遗传的只是身体蓄积脂肪的能力而已，后天的生活习惯对是否肥胖有很大的影响。所谓三分天注定，七分靠努力。要摆脱肥胖，还需要大家积极地改善自己的生活习惯。

肥胖是多种生活方式疾病的元凶

肥胖带来的后果并不只是体形的改变，它还会导致多种的生活方式疾病。比如说，肥胖能造成胰岛素抵抗，使身体的代谢功能下降，从而导致糖尿病、高脂血症、高血压、心脏病、痛风等疾病；它还能引起动脉硬化，增加罹患危重脑血管疾病的风险；更有研究显示，妇科癌症、大肠癌、前列腺癌、胆囊癌患者的发病也与肥胖有关。

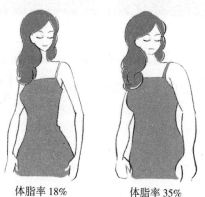

体脂率 18%　　　　　体脂率 35%

图18　同样身高、体重却有不同的体脂率

高尿酸血症

甘油三酯过多会导致尿酸排泄不畅

　　所谓高尿酸血症，就是血清尿酸值高于正常水平，即男性 > 420 微摩 /
升，女性 > 360 微摩 / 升。尿酸是嘌呤（一种核酸）在体内被分解形成的
最终产物。一般情况下，大部分的尿酸都会被我们排出体内，然而当尿酸
在身体中生成过多或者是排出不畅的时候，就会大量地停留在血液中，形
成高尿酸血症。

　　高尿酸血症本身没有什么特别症状，但是高浓度的尿酸容易在关节处
停留，形成结晶，这就产生了剧烈的疼痛和关节的变形，也就是我们常说
的痛风症状，70% 的痛风患者的首发症状是大脚趾疼痛（见图19）。

　　高尿酸血症患者95% 都是男性，这与男女激素水平不同有关。本病
发病的诱因多为饮食过量、酗酒、精神压力过大等。高脂血症患者因为体
内甘油三酯过多，肝脏会加速脂肪的分解。脂肪分解过程中产生大量的酮
体。正是这些酮体造成了尿酸的排出不畅，大量的尿酸停留在血液中，最
终形成了高尿酸血症。

高尿酸血症除了致动脉硬化外，还会导致尿路结石和肾衰竭

高尿酸血症经常并发高血压、高脂血症、糖尿病等疾病，因此也容易造成动脉硬化，甚至威胁到心脑血管的健康。另外，如果尿酸滞留在肾脏内，还容易引起尿路结石和肾衰竭。

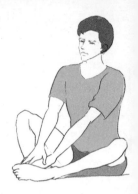

图19 70%的痛风患者的首发症状是大脚趾疼痛

脂肪肝

脂肪在肝细胞内不断地蓄积，会导致脂肪肝

脂肪肝也就是脂肪性肝病，指的是肝脏内 30% 以上的肝细胞脂肪化是肝脏功能恶化的病症。饮食过量、酗酒、缺乏运动等因素都能导致脂肪肝。

早期的脂肪肝几乎没有任何症状，患者大多是通过治疗其他疾病时的检查或者周期性体检才被诊断出来的。

脂肪肝患者的血液检查中会出现 ALT（谷丙转氨酶）、AST（谷草转氨酶）值升高的现象，一般以 ALT 升高为主，ALT/AST 比值常常升高 2~5 倍，而正常情况下两者比值接近 1。这两种和氨基酸代谢有关的酶的数值越高，就表示肝细胞受损程度越严重。另外，脂肪肝患者做超声检查时，能发现肝脏增大发白，呈"亮肝"表现。

脂肪肝是一种可逆的疾病，也就是说能够不借助药物，通过改善生活方式来治愈。不过如果是糖尿病或者肥胖的患者患有脂肪肝，脂肪肝有

能会在 10 ~ 15 年的时间转变成非酒精性脂肪性肝病（NAFLD），NAFLD 是一种能够导致肝硬化的疾病。而如果脂肪肝本身就是由于患者常年酗酒造成的，罹患肝硬化的风险就更高。

急性胰腺炎

伴有剧烈的疼痛和呕吐，严重时会有生命危险

　　胰腺位于胃内侧，与十二指肠相连，是我们身体中非常重要的脏器。胰腺的胰岛细胞能分泌胰岛素和胰高血糖素，它们是调节血糖值的关键物质，胰岛素能够降低血糖，胰高血糖素能使血糖升高。

　　胰腺更重要的作用在于分泌胰液，胰液中包含了多种消化酶：分解糖类的淀粉酶、分解蛋白质的胰蛋白酶和分解脂肪的脂肪酶。也就是说胰液近乎能消化一切我们所吃的食物。

　　正是因为胰液的功能如此强大，所以急性胰腺炎对身体的损害极大。急性胰腺炎患者的胰液无法到达十二指肠，在胰脏内就开始发挥作用即消化胰脏。患者一开始会有轻重不一的腹痛，随后是恶心、呕吐、发热等症状，严重的时候会出现休克和多脏器功能衰竭而危及生命（见图 20）。

　　暴饮暴食和酗酒是导致急性胰腺炎的常见原因。高脂血症会造成胰液内脂质沉积或者胰外脂肪栓塞，这两种情况都容易使胰液滞留在胰腺中，从而引发急性胰腺炎。

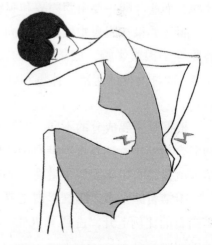

图20　胰腺炎的特征是由左上腹部开始到背部出现剧烈的疼痛

→ 胆固醇会形成胆结石吗？

在肝脏内产生的胆汁会被胆囊贮存起来，最后进入十二指肠。但是，胆汁的成分（主要是胆红素与胆固醇）有时会结晶，在胆囊内形成石头，这就是胆结石。

近年来，胆固醇型结石不断增多

前文提到过，胆汁是一种由肝脏分泌的具有消化脂肪和维生素作用的消化酶，存储于胆囊之中，最终分泌到十二指肠内。胆汁的主要成分是胆汁酸，而胆汁酸主要由胆固醇和胆红素构成。

胆汁如果在胆囊中结晶、凝固成了石头，就成了胆结石。胆结石的发病受性别因素影响，成年男性的发病率为 1/20，而成年女性的发病率为 1/10。此外女性的年龄、体重和妊娠次数的增加都会加大罹患胆结石的风险。

根据其主要成分的不同，胆结石又可以分为胆固醇结石、胆红素结石和混合型结石。这是根据结石中胆固醇和胆红素的多少来区分的。胆固醇结石就是结石中胆固醇含量高（60%～70%）的结石。

胆结石原来多以胆红素占主要成分的胆红素结石为主，近年来，胆固醇结石的比例上升，占到了70%。其中以混合胆红素的结石居多，但也有纯的胆固醇结石。

胆结石根据结石部位的不同，还可以分为若干种：胆囊内的结石最多见，其结石主要是胆固醇结石；在连接胆囊和十二指肠之间的胆总管内形成的结石称为胆总管结石，这种结石以胆红素结石为主；此外还有在连接肝脏和胆囊的肝内胆管中形成的肝内胆管结石。

有可能伴有疼痛和呕吐，有时还会并发急性胰腺炎

　　不同部位形成的胆结石会有所差异，但大都不会引发疼痛。胆结石患者所感受到的剧烈疼痛主要是由于这些结石移动后堵塞了胆管或其他狭小部位而产生的。胆管被结石堵塞后，胆汁出现逆流，进入到血液中形成黄疸。有时这些结石还会堵塞胰管，造成胰腺炎。

　　胆结石近年来发病率增高的主要因素是人们饮食习惯的改变。摄取大量的肉类和油脂使得人体血液中的甘油三酯和胆固醇增多，导致胆汁中的胆固醇含量增加，也使得胆汁更容易形成结石。高脂血症的患者则尤为需要注意。

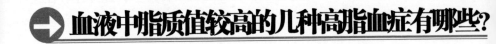

血液中脂质值较高的几种高脂血症有哪些?

> 血液中含有的甘油三酯和胆固醇升高就成了高脂血症。如果对高脂血症置之不理，就会导致动脉硬化的产生。WHO（世界卫生组织）根据高脂血症中增加的脂蛋白类型的不同，将高脂血症分成了 6 种类型。

根据增加的脂蛋白的不同，WHO 制定的分类如下

在前文中我们介绍了高脂血症中的 4 种分型方式：高胆固醇血症、高甘油三酯血症、混合型高脂血症和低高密度脂蛋白胆固醇血症。

由于甘油三酯和胆固醇都是以脂蛋白的形式出现在血液中，所以有一种根据不同种类脂蛋白的变化来区分高脂血症的方式，即 WHO 建议的高脂血症 6 型分类（如表 3 所示）。这 6 种高脂血症形成的原因和治疗的方式都有所差异。

表 3 WHO 的高脂血症分类

类型	特征
I 型	CM 升高，TG 显著升高。TC 轻度升高，VLDL-C 正常。
IIa 型	TC>5.70 毫摩尔 / 升，LDL-C 升高。
IIb 型	除 TC、LDL-C 升高外，尚有 VLDL-C 升高。
III 型	TC、TG 均升高。TC：TG ≈ I，VLDL-C/TG>0.3，有上浮 β – 脂蛋白。
IV 型	TG>1.69 毫摩尔 / 升，TC 正常。
V 型	CM 升高，VLDL-C/TG<0.3，无上浮 β – 脂蛋白。

如果并发其他生活方式疾病，会加剧动脉硬化

　　高脂血症大多没有自觉症状，因此大部分的患者都是通过体检或者其他疾病的血液检查时被诊断为高脂血症的。如果对其漠然视之，高脂血症往往就会在没有任何征兆的情况下恶化，从而导致动脉硬化。

　　高脂血症如果并发糖尿病、高血压等生活方式疾病，就会加剧动脉硬化的程度，可能导致冠心病、脑卒中等危及生命的严重心脑血管疾病。

　　甘油三酯过多时，会导致胰岛素抵抗，降低体内 HDL 水平并加剧动脉硬化，而当血液中总胆固醇值超过 5.70 毫摩尔／升时，心肌梗死的发病率会急剧升高。

→ 甘油三酯和胆固醇都会加剧动脉硬化吗?

前文刚刚提到,高脂血症会在没有症状的情况下恶化,促使动脉硬化的产生。甘油三酯和胆固醇都是诱因。那么它们究竟是怎样导致动脉硬化的呢?下面我将详细地向大家解释其中的原因。

多余的胆固醇会滞留在血管壁,使血液流动不畅

我们已经知道,LDL 在血液中流动,负责将胆固醇运输到身体的各个组织中去。而过量的 LDL 会滞留在动脉壁上。一般情况下,这些多余的 LDL 会被 HDL 收集并运回肝脏。然而当 LDL 增加过多或者是 HDL 分泌不足的时候,大量的 LDL 就开始在动脉壁上沉积。

动脉壁分为外膜、中膜、内膜 3 层,内膜上有与之相连的内皮细胞保护,但这层保护容易被破坏。损伤动脉壁的因素有很多,抽烟、压力过大、高血糖、高血压等因素都可以在动脉壁的保护层上造成创伤。LDL 能从伤口进入到动脉壁的内膜,在里面被氧自由基氧化,转化成变性 LDL。这些变性 LDL 会被身体当成外来异物,吸引巨噬细胞聚集。

巨噬细胞是白细胞的转化物,是保护人体免受外来异物损害的卫士,也是排除血液中废物的清道夫。巨噬细胞对抗外来异物和自身废物的方式非常简单——将它们吞噬掉。

LDL 本来是"自己人",却因为氧化而不能被身体所识别。最终的结果就是被巨噬细胞错误地当作外来的敌人而吞噬。

　　巨噬细胞持续地吞噬着变性 LDL 和血液中的其他废物，自身的体积也会越来越大，最后转变成了含有胆固醇的泡沫细胞。这样在动脉壁内膜中泡沫细胞和其残余物会不断地增加（见图 21）。

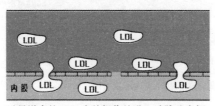

过量增多的 LDL 会从损伤处进入动脉壁内侧

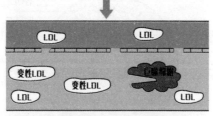

LDL 转变成变性 LDL 以后，为吸纳变形的 LDL 而招来巨噬细胞

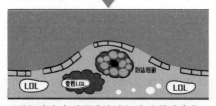

巨噬细胞变大后形成泡沫细胞及其残余物在血液中增多

图21　动脉硬化的进展过程

逐渐形成的粥样硬化物质导致了血栓

　　泡沫细胞、巨噬细胞和胆固醇的残余物逐渐蓄积在内膜中，就会形成黏稠的粥样硬化物，这就是动脉硬化最重要的原因。粥样硬化物很容易破裂，破裂后血液中的血小板会在破裂处聚集，形成血液凝块，也就是血栓。血栓会堵塞血管，使血液流通不畅（见图 22）。

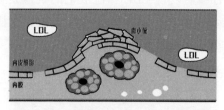

泡沫细胞及其残余物在内膜内形成粥样硬化物，并且会出现隆起，血小板为充塞伤口会聚集过来，在内皮内形成血栓。

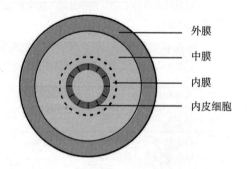

图22 动脉硬化加剧的血管（上）与血管的结构（左）

甘油三酯主要通过间接的形式促进动脉硬化

　　LDL 的增加会对动脉硬化有直接的促进作用。那么，甘油三酯又会对动脉硬化造成怎样的影响呢？其实，甘油三酯本身并不直接促使动脉硬化，它的坏作用是通过以下 3 种方式来实现的。

　　●甘油三酯会使小颗粒致密低密度脂蛋白（sLDL）及其剩余物增多，更容易造成动脉硬化：sLDL 是一种特殊的 LDL。它的体积较 LDL 更小，这也就使得它更容易进入动脉壁的破损处，在动脉血管的内膜中也更容易被氧化。巨噬细胞也会将 sLDL 及其剩余物吞噬，然后产生泡沫细胞，最终导致动脉硬化。简而言之，sLDL 造成动脉硬化的方式与 LDL 相同，效果上却是有过之而无不及。

●甘油三酯使 HDL 减少，阻碍了血液中多余胆固醇的回收：甘油三酯和 HDL 呈反比例关系，也就是说甘油三酯的增高会导致 HDL 的减少。HDL 能够将全身多余的胆固醇收集起来运回肝脏。HDL 减少后，血管中多余的胆固醇就无法被顺利回收，只能在动脉壁上堆积，最后导致动脉硬化。

●甘油三酯过高会导致糖尿病和高血压等疾病，损害血管：前文说过，高脂血症主要是甘油三酯过高，会导致糖尿病和高血压等疾病的发生。糖尿病患者血液中葡萄糖含量过高会直接对血管造成损害，因此也容易形成血栓，造成动脉硬化。高血压会使血管壁受到更多的压力而受损，而且血压过大也容易造成血液流通不畅，加剧动脉硬化（见图 23）。

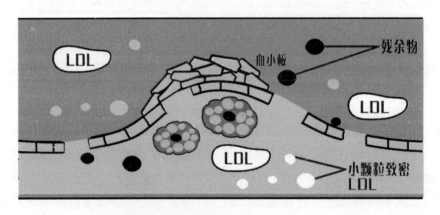

如果甘油三酯较多——
●血管壁会受到损伤
●小颗粒致密 LDL 和残余物等容易进入血管壁
● HDL 减少
●容易形成血栓

图23　甘油三酯增多的危害

➡️ **什么是动脉硬化?**

> 泡沫细胞及其残余物增多后，会出现粥样硬化物隆起、钙质沉淀等一系列反应，最终导致动脉壁变硬，血管狭窄，血液流通不畅。这种情况就叫作动脉硬化。

动脉壁内膜因为粥样硬化斑块而隆起、变硬后使血管变狭窄

我们前面提到的泡沫细胞和其残余物会在动脉壁内膜中形成粥样硬化物，这种粥样硬化物不断地堆积，形成斑块，使得动脉壁内膜逐渐变厚、隆起。

血液中的钙会在这些隆起处沉积，钙的加入会使动脉壁内膜的隆起处变硬。这样动脉壁失去弹性而变得更脆，而动脉也因为这些隆起变得狭窄，血液流通不畅，这就是我们所说的动脉粥样硬化（见图24）。

粥样硬化物形成的隆起使得凸出的内皮细胞更容易受到损害而出现伤口，血液中血小板会在这些伤口聚集形成血栓，加剧动脉的硬化。

粥样硬化容易出现在较为粗大的血管中。动脉硬化的出现和加剧会使血液流通不畅，身体就会出现各种各样的不良反应。出现硬化的动脉不同会导致不同的疾病，有时个别动脉会因为硬化出现堵塞，从而导致危及生命的病症。

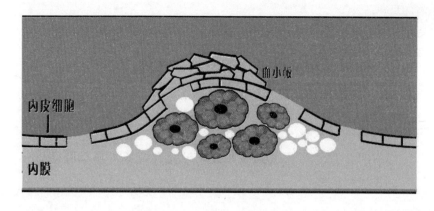

图24　出现粥样硬化以后，动脉壁会变硬、变脆。另外，血管的内壁会变得狭窄，从而导致血液流动不畅

正常人也会有动脉硬化

　　正常人也会因为年龄的增长而出现动脉硬化，不过这种动脉硬化形成的过程非常缓慢，血管壁的隆起也不容易破裂形成血栓。即使血液的流通被阻碍，身体也有充分的时间形成新的通道来保证血液的运输。所以这种动脉硬化的危害非常小。

小贴士:

如何了解动脉硬化的发展程度?

因为动脉硬化没有特别的自觉症状,所以在一般情况下我们很难了解动脉硬化到底发展到了什么程度,甚至连血液检查也不能告诉我们答案。

那么我们能通过哪些方式来较为直观地了解动脉硬化的发展程度呢?

测量血压

正常人左右手臂的血压差通常在 10 毫米汞柱以内,如果两手的血压差远超过这个数值,则可认为有一侧的血管出现了动脉硬化或者血管狭窄。

心电图检查

通过心电图,我们能检查心脏的功能,知道患者是否患有冠状动脉粥样硬化。现在还有能够 24 小时监测的、可佩戴的心电图检查设备,能检测患者运动时的心血管情况。

眼底检查

眼底指的是眼睛的内侧有视网膜的部位,也是人体中唯一可以直接看到血管的部位。通过眼底检查我们可以直接地观察到血管是否出现异常情况。

超声检查

超声检查能够以图像的形式表现出血管的状况,一般能在颈动脉处观察到血管的厚度和粥样硬化物的状况。

CT 检查和 MRI 检查

CT 检查和 MRI 检查能够将动脉的状况绘制成图像，从而使我们能够直观地判断动脉硬化程度。

不同部位的动脉硬化会 引起不同的疾病吗？

动脉硬化虽然没有特别的自觉症状，却会造成血管的狭窄甚至是完全堵塞，从而引发各种各样的危重疾病。动脉硬化在各种类型的动脉上都有可能发生，根据发生硬化的动脉种类的不同，导致的疾病也会有所差异。

容易出现动脉硬化的部位以及导致的疾病

通常情况下，动脉硬化是从腹部的大动脉开始的。随着年龄的增长，动脉硬化就开始向四周扩散，扩散的方向不同会导致不同的疾病。比如硬化向上扩散到胸部的动脉和冠状动脉，就容易导致心血管疾病；硬化再往上发展至脑动脉，就会导致脑部疾病等。而不良的生活习惯则会加速动脉硬化的发展。

硬化发作的血管不同，患者容易罹患的疾病也不同。对此我们举几个简单的例子来说明一下：

（1）脑动脉：脑梗死、脑出血等。

（2）大动脉：主动脉夹层动脉瘤等。

（3）冠状动脉：冠心病、心肌梗死等。

（4）肾动脉：肾衰竭等。

（5）周围动脉：间歇性跛行等（见图25）。

对于以上疾患中的第（1）~（3）条我们会在其他的章节中进行详细的论述，在这里我们主要简单介绍一下第（4）、（5）条的情况。

肾动脉

肾脏通过肾小球来过滤血液，形成原尿。原尿经过重吸收最终变成尿液。也就是说肾小球过滤血液的功能在肾脏生产尿液的过程中扮演了重要的角色。然而，肾小球是由毛细血管构成的。如果动脉硬化发生在这些毛细血管中，就会破坏肾小球过滤血液的功能，严重情况下会导致肾衰竭，患者出现水肿和排尿困难的症状，甚至需要借助人工透析来维持生命。

周围动脉

所谓周围动脉指的是四肢末梢部位的动脉，这些动脉和我们身体的运动息息相关。其中腿、脚等部位的周围动脉最容易受损和硬化，出现麻木、疼痛、发冷等症状，甚至影响运动。

有的人步行一段路程后，无任何原因便出现下肢小腿的疼痛，轻者只是酸痛，重者可呈抽痛，甚至于刀割样刺痛，结果不得不停止走路，站定休息。随后症状消失，又再跨步前行。这种情况反复间歇出现，被称为间歇性跛行。

虽然间歇性跛行的症状在稍事休息后就会好转，看上去只是无关紧要的小病，但这却是动脉病变的征兆，如果不及时治疗还可能导致组织细胞坏死等严重后果。

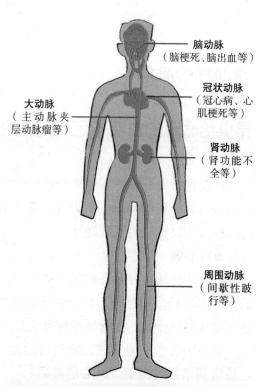

图25　容易出现动脉硬化的部位及其疾病

→ 动脉硬化会导致重大疾病吗？

在前文中我们介绍了肾脏动脉和周围动脉硬化导致的疾病和症状，这个章节中我们将了解冠状动脉、脑动脉和大动脉硬化引发的疾病。这些疾病一旦发作就会威胁生命，所以患者必须得到及时有效的治疗，才能保证生命的安全。

缺血性心脏病

是供给心肌的血液不足而产生的疾病

首先我们来了解一下冠状动脉。冠状动脉是负责给心脏自身输送血液、提供营养和能量的动脉。因为其自上而下地将心脏包裹起来，看上去像王冠一样，所以称之为冠状动脉。

●冠心病

冠状动脉硬化导致心脏的供血不足，就会引发冠心病。如果心脏出现的供血不足只是一时的，是不会导致冠心病发生的。大多数冠心病患者都是在冠状动脉硬化，血管狭窄程度超过 75% 以后才出现症状。

冠心病患者一般在较为剧烈的运动（例如跑步、上下楼梯等）之后心脏负荷增加，出现"揪心的疼痛"、"胸闷"等症状。不过也有动脉硬化严重的患者会在安静状态，比如说睡眠中发病。

　　冠心病患者发病的持续时间较短，通常为 1 ~ 2 分钟之后症状就开始缓解，症状持续时间长的患者也不会超过 15 分钟。另外，冠心病发作时的疼痛也是因人而异的，症状较轻或者伴有神经病变的患者可能感受不到疼痛。

　　冠心病的治疗一般选用具有扩张血管和抑制心肌收缩功能的药物。在患者发病的时候，舌下含服硝酸甘油能够迅速有效地缓解症状。此外，心脏搭桥等外科手术方法也能够起到治疗作用。

●心肌梗死

　　冠心病再继续恶化，冠状动脉会变得更为狭窄，粥样硬化物破裂后形成的血栓也更多。这一系列的因素只会加剧冠状动脉的堵塞，心肌供血不足也会更加严重，最终就会导致心肌的坏死——这就是我们说的心肌梗死。

　　心肌梗死比冠心病更为危急，发作时的症状也比冠心病严重。其发病时间能持续几个小时，疼痛也更为剧烈，患者有时还会有出冷汗和恶心等症状。不过有的糖尿病患者会出现痛觉迟钝，有可能感受不到疼痛，这点尤其需要注意。

　　心肌梗死发病后，含服硝酸甘油是没有治疗效果的，而且患者心肌梗死发病后死亡率较高。因此一旦有患者出现心肌梗死，应当立即送往医院进行抢救和治疗。

脑血管疾病

不仅威胁生命，还会留下后遗症

　　脑血管疾病是指各种原因导致的急慢性脑血管病变。在这个章节中我们主要讨论急性脑血管循环障碍导致的脑功能缺损，也就是脑卒中。

　　"卒中"原本是个中医词汇，"卒"通"猝"，就是快的意思，而"中"指的就是中风。"卒中"两字合用是指患者突然间昏倒，不省人事，和西医学中脑卒中的症状相同，所以逐渐演变成了症状名称。患者脑卒中发病后死亡率很高，而且即便抢救及时，保住了性命，也容易留下后遗症。

脑卒中又分为出血性脑卒中和缺血性脑卒中两种，也就是脑出血和脑梗死。以前脑卒中的发病主要以脑出血为主，而到了 20 世纪 70 年代以后脑梗死的患者逐渐增多。

●脑出血

脑出血指的是脑中细小动脉破裂后出血，导致脑功能受损的疾病。根据出血部位的不同，脑出血又能分为脑内出血和蛛网膜下腔出血。

（1）脑内出血：顾名思义，指的是大脑内部的出血。这种疾病一般在患者白天活动或者是洗浴前后突然发作，病情严重的病人会失去意识，甚至死亡。患者如果经过及时的抢救，保住了性命，也大多会有肢体麻痹、言语不利等后遗症。

（2）蛛网膜下腔出血：我们都知道脑是被头骨保护在内的，实际上脑和头骨之间，从内向外还有软膜、蛛网膜和硬膜 3 层保护层。所谓的蛛网膜下腔出血就是指软膜上的血管破裂出血，血液流入软膜和蛛网膜的夹层当中。蛛网膜下腔出血的患者会感受到突然出现的剧烈疼痛，有时会有性命之忧。患者病情发作时应该立即送往医院治疗。

●脑梗死

脑梗死指的是脑血管堵塞后，血液无法流通，部分脑组织因为缺乏血液的供给而坏死。一般情况下，供给脑的血液不足 50% 时，脑细胞就开始坏死。根据脑供血缺乏程度和缺血组织部位的不同，脑梗死发作的症状也不一样。

说到这，我们先介绍一种和脑梗死相关的疾病：TIA（短暂性脑缺血）这种病症是指血管只是暂时性地停止给脑供血，随后血流恢复正常。

这种疾病症状较轻，患者在较短的时间内可能会出现面部和四肢的麻木、视物不清或者言语不利等症状，持续时间一般在 10 ~ 60 分钟，最长不超过 1 天。症状消失后和常人没有区别。

TIA 虽然不是重症，但它被视为脑梗死的前兆。TIA 患者出现脑梗死的概率是正常人的 10 倍。所以出现这些症状的患者应该保持警惕，更应积极地进行相关治疗（见图 26）。

根据血管的原因不同，脑梗死大致可以分为脑血栓和脑栓塞。

●脑血栓

脑血栓是脑动脉出现血栓后堵塞血管引发的病症。因为出现血栓的脑动脉由细小脑动脉组成，所以本病的发展和发作都较为缓慢。患者发病后会有肢体麻木的情况，数小时甚至数天之后发展成麻痹，随后失去意识。

●脑栓塞

脑栓塞是脑以外部位血管形成的血栓剥落后，随着血液流动到脑部，堵塞脑部血管造成的。这种血栓一般较大，突然间堵住脑动脉的狭窄处后患者随即发病，且症状更为剧烈，脑细胞坏死也更加严重。这种血栓大多是在心脏内形成的。

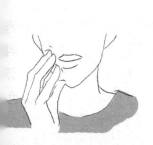

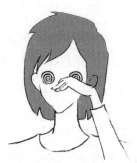

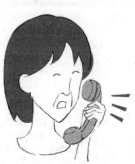

单侧的面部和手脚麻木（有时面部和手脚会出现异常麻木）

看物体重影

口齿不清

图26　脑梗死的前兆

主动脉瘤

主动脉瘤破裂会使患者出现休克、呼吸困难，死亡率非常高

主动脉瘤是指主动脉壁的一部分失去了弹性，在血压的冲击下异常扩□，压迫周围器官而引起症状。动脉硬化会使得血管失去弹性，如果再受□高血压等疾病的影响，主动脉失去弹性的部分就会膨大，病情严重时会

破裂导致大出血。这种疾病十分危险，而且好发于40岁以上的男性。

主动脉瘤在发展到较为危险的程度之前都没有什么特别的症状，在此阶段之前的患者一般都是通过体检时的X线检查才发现自己罹患主动脉瘤。但随着动脉瘤的增大，各种各样的症状也会随之出现：首先，患者能用手触及动脉瘤的膨大部分；胸主动脉瘤会导致面部、颈部静脉曲张，压迫气管和食管导致咳嗽和吞咽困难；腹主动脉瘤则会压迫脊柱引起腰背的疼痛。

无论有没有症状，主动脉瘤发展到一定程度都会有破裂的危险，临床上对这种疾病一般都采取手术治疗。

真性主动脉瘤和主动脉夹层与动脉硬化密切相关

根据瘤的形成方式不同，主动脉瘤又能分为真性主动脉瘤、主动脉夹层和假性主动脉瘤。我们前文提到过动脉壁分为内膜、中膜和外膜3层。如果动脉瘤的瘤壁是由这3层膜构成的，瘤壁就是动脉壁，那这种主动脉瘤就是真性主动脉瘤（见图27）。

主动脉壁中只有内膜失去弹性而破裂，血液进入到中膜而形成的主动脉瘤我们称之为主动脉夹层。进入中膜的血液会凝固并压迫内膜，这些血块很容易损伤内膜，并随着内膜脱落形成大的血栓，堵塞身体某处的血管。正因为如此，主动脉夹层的患者如果突发剧烈的疼痛，就需要采取迅速有效的治疗措施。

另外，因为主动脉夹层只有动脉壁外膜包裹，血管破裂导致大出血的危险性很高。这种疾病最好能够被尽早地发现和治疗，否则后果不堪设想。

假性主动脉瘤形成的原因是感染和外伤，与动脉硬化关系不大，这里就不多赘述了。

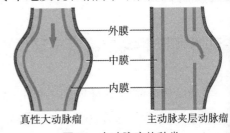

外膜
中膜
内膜

真性大动脉瘤　　　　主动脉夹层动脉瘤

图27　大动脉瘤的种类

小贴士:

亚洲和欧美国家在心肌梗死发病率上有什么差异?

西风东渐,欧美国家的政治经济文化对亚洲造成了深远的影响,亚洲人饮食生活习惯的改变也是其中之一。亚洲人开始食用更多的肉食和油脂、高糖分的点心和饮料等。这些都导致了亚洲人群的甘油三酯和胆固醇值的升高,其正常值与欧美人的标准也大致相同。

然而受传统的饮食习惯的影响,亚洲人即使摄取了比以往更多的油脂和热量,也仍然会食用大量的谷类和鱼类。这使得亚洲人肥胖和高脂血症的发病率比欧美人要低,即使发病,症状也较轻。

因为亚洲人和欧美人的发病率和症状不同,导致可能引发心肌梗死等冠状动脉疾病的风险也不一样。将欧美制定的标准套用在亚洲人群的疾病诊断上是不合适的。因此,我国有关部门和相关学会都在探索和研究适用于本国人群的新标准,并取得了显著的成绩。新的标准的不断完善也将为我国公共卫生事业的发展提供帮助。

第4章 如何靠自己来改善高脂血症

想要靠自己来改善高脂血症，降低甘油三酯和胆固醇值，就需要从改善不良的生活方式入手。改变过量饮食、酗酒，减轻过大的精神压力等可能引发高脂血症的原因，对症下药才能取得最大的成功。

➡ 如何改变自己不良的生活习惯？

> 不良的生活习惯是导致高脂血症的最主要因素，我们可以通过改善这些生活习惯来消除高脂血症。审视自己的生活方式是实现自我改善的第一步。

思考自己的生活方式中可能存在的问题

每个人罹患高脂血症的原因都可能不同，饮食过量？酗酒？压力过大？缺乏运动？到底哪个才是导致阅读本书的您血脂异常的主要原因呢（见图28）？

古人云："谋定而后动"。在开始着手改善自己的生活方式之前先进行认真的思考，找到自己日常生活中存在的不良因素。这样才能进行针对性的改善，取得最好的效果。

改善血脂的关键在于饮食和运动

改善血脂最根本的办法就是调整饮食和加强运动。影响甘油三酯值和胆固醇值最大的因素还是饮食。饮食因素中最常见的就是饮食过量，其次就是饮食搭配不合理（肉食、油脂的摄入过多），不吃早餐，进食过快和用餐时间不规律等。因此，合理地调整饮食习惯是改善甘油三酯和胆固醇的重中之重。

　　加强运动也是改善血脂的重要手段。运动可以锻炼体魄，增加能量的消耗，能够减少体内甘油三酯的含量，增加 HDL 的含量。而且还具有调节血糖和血压的作用，对预防动脉硬化也有帮助。

　　除此之外，减肥、戒烟、戒酒、舒缓精神压力等都是降低甘油三酯和胆固醇行之有效的方法。

　　虽然调节血脂的方法很多，但有一点是共通的，也是最重要的：所有调节血脂的方法都需要大家拿出毅力，不懈地坚持下去，才能取得成效。在此，也建议各位读者从生活中力所能及的小的方面开始改善生活方式，贵在坚持。

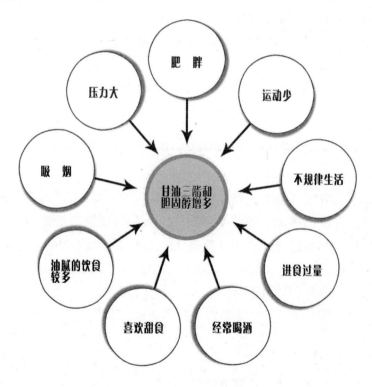

图28　看看有没有与自己相符的项目

如何利用体重指数（BMI）来了解自己的体重？

> 成年后我们体重的增加是因为饮食摄取的能量超过身体消耗的能量。这些能量以脂肪的形式蓄积在我们体内，脂肪蓄积过多就导致了肥胖。我们可以通过 BMI（体重指数 body mass index）来了解自己是否肥胖。

通过体重指数（BMI）来衡量是否肥胖，计算出适宜的体重值

所谓体重指数（BMI），就是将身高和体重通过简单的计算，得出一定的数值，再根据得出的数值来评判一个人是否肥胖。正常人的 BMI 在 18～24 之间，其中最健康的 BMI 值是 22，这时人体最不容易罹患疾病。

BMI 的计算方法

BMI = ☐ kg ÷ ☐ m ÷ ☐ m

       体重   身高   身高

标准体重的计算方法

标准体重（kg）= ☐ m × ☐ m × 22

            身高   身高

根据《中国成年人超重与肥胖症预防控制指南》，BMI ≥ 24 就是超重，BMI ≥ 28 即为肥胖。

除了 BMI 以外，还有一种叫作"标准体重"的指标。它是通过跟身高相关的计算来得出与当前身高相匹配的标准体重，测量者可以将之与自身真实体重作比较，判断自己是否属于肥胖。对于立志减肥的人来说，标准体重提供了更加直观的减肥目标。

在前面的章节中我们谈论过，无论是 BMI 还是标准体重，都有相同的缺陷：仅仅是注重身高和体重，而忽略了一个基本事实：相同体积下脂肪比肌肉轻得多。这样就可能导致以下结果：有的人明明是中心性肥胖，BMI 却 < 25；有的人身体健壮、肌肉结实而没有肥胖，BMI > 25。同理，对于上述两种人，"标准体重"也不是那么的标准。

正因为如此，大家在以 BMI 和标准体重判断自己是否肥胖时，还需要结合自身的实际情况，例如腰围和体脂率等指标来进行参考。相关标准在前面的章节已有叙述，在此就不再赘述了。

我们每天应该摄入多少能量

说完了体重，我们再来谈谈能量的摄入吧。我们通过饮食来摄入能量，那么每天摄入多少能量才是最适宜的呢？如何将这些能量与食物分量对应呢？

要解决这个问题，我们需要借助刚刚提到的一个概念：标准体重。对于甘油三酯值和胆固醇值异常的人来说，每天所摄入的能量应该是标准体重的 25 ~ 30 倍。

例如，一个身高为 1.70 米的成年人，其标准体重为 63.6 千克。如果这个人平常的活动量较少，他一天应该摄入的能量就应该是 63.6 × 105 = 6678（千焦）；而如果他的活动量较大，相对的能量就是 63.6 × 126 = 8014（千焦）。

这种计算方式是科学的，我们日常生活中也要尽量以这种方式来明确每日需要摄取的能量。需要注意的是，计算得出的数值是我们一天中所有饮食的总能量。人体摄取过多能量就会促进肥胖和血脂异常的发生。

既然知道了每日摄取能量的总值,如何将它们与饮食对应起来呢?大家可以参考表4所示的内容。

表4　日常生活中不同种类食物每100克或酒类每100毫升所含能量(单位:千焦)

谷薯类	1507	蔬菜类	314
水果类	188	大豆类	1507
奶制品	236	肉类(瘦)	754
蛋类	628	坚果类	2512
油脂	3768	二锅头58度	1474
红葡萄酒16度	285	白葡萄酒12度	260
黄酒13度	327	曲酒55度	1382
啤酒5.4度	138	燕京啤酒3.7度	109

表5　常见食物每100克膳食纤维含量（单位：克）

黑米	3.9	玉米（白）	8.0
玉米	6.4	玉米面（白）	6.2
玉米面（黄）	5.6	黄豆玉米面	6.4
麸皮	31.3	高粱米	4.3
苦荞麦粉	5.8	荞麦	6.5
燕麦片	5.3	黄豆	15.5
青豆	12.6	黑豆	10.2
毛豆	4.0	黄豆粉	7.0
豌豆	3.0	豇豆	7.1
绿豆	6.4	红小豆	7.7
玉兰片	11.3	甜菜头	5.9
金针菜（黄花菜）	7.7	青笋	2.8
芹菜（叶）	2.2	魔芋精粉	74.4
枣（干）	6.2	黑木耳	29.9
黑木耳（水发）	2.6	香菇（干）	31.6
白木耳	30.4	紫菜	21.6
杏仁	19.2	榛子（炒）	8.2
松子	12.4	核桃	9.5

➡ 饮食中该怎样考虑均衡搭配营养素？

不同类型的食物所包含的营养物质有所不同，营养成分和所占比例都有差异。人们常常因为有身体健康方面的考虑而选择性地避免食用某些食物，比如高脂血症的患者会非常注意避免食用含油脂丰富的食物，而糖尿病患者碰到糖分高的食物也是如临大敌。但是这些看似合理的反应却不一定合乎科学，也不一定有利健康。

事实上每种营养成分对人体都有重要作用，有些营养成分只能够通过饮食来获得，另外的一些营养成分虽然能够在体内转换合成，但是也会对身体造成负担。所以即使罹患了与某种营养成分相关的疾病，也不要极端地限制这种营养成分的摄取，以免造成营养的不均衡，从而损害身体健康。

三大营养素摄取量的理想配比

糖类、脂肪和蛋白质是广为人知的三大营养素。对于血脂异常的患者，如何在饮食中合理地分配这三大营养成分的比例，给大家提供以下几点建议：

●**糖类**：糖类就是我们所说的碳水化合物，它除了点心、水果等含有甜味的物质外，还包括米饭、面包、糕点等主食。一般来说，甜度较高的点心和水果中含有的是单糖，这种糖分会被人体迅速地吸收，其转化为甘油三酯所需要的时间也很短。而米、面等主食类食物中含有的是多糖，多糖的分解需要一定的时间，其转化为甘油三酯的过程也更漫长。

单纯从摄取能量的角度来说，人们往往因为主食所含能量较多而减少主食的分量，这其实是一个误区。相对于更容易吸收和转化成甘油三酯的单糖食物，多糖类的主食才是血糖和血脂较高的人的明智选择。因此，建议每日摄取总能量中主食所占的比例应该达到 60%。

●蛋白质：蛋白质又分为植物性蛋白质和动物性蛋白质。植物性蛋白质主要来源于大豆和豆制品，而动物性蛋白质则可分为肉类、鱼类、蛋与乳制品 3 类。建议大家摄取的蛋白质以植物性蛋白质和鱼类为主，所占每日摄取总能量的比例在 15% ~ 25%。

●脂肪：食物中脂肪的来源多种多样，有鱼、肉、黄油、植物油甚至人造奶油等。肉类中的肥肉和家禽的皮是脂肪含量最多的部分，不推荐大家过多食用。而鱼类脂肪中含有对人体有益的二十碳五烯酸（EPA）和二十二碳六烯酸（DHA），但每餐摄取大量的鱼并不太现实。推荐大家尽量从植物油和鱼类中摄取脂肪，这部分能量占每日摄取总能量的20% ~ 25%。

除此以外，还有其他需要我们加以注意的营养成分。

●胆固醇：鸡蛋、鱼子和动物肝脏中含有大量的胆固醇，大家吃这些食物时一定要控制好分量，将每天摄入胆固醇的量控制在 300 毫克以下。

●膳食纤维：膳食纤维能够抑制胆固醇的吸收，并促进胆固醇的排泄。这对改善体内胆固醇值很有益处，每天摄取的膳食纤维应当达到 25克。

●维生素和多酚：维生素有助于分解脂肪，能够降低甘油三酯和胆固醇。多酚能够抑制体内氧自由基的作用。这两种营养成分主要来自蔬菜和水果，但是由于水果中含有较多的单糖，所以一天的摄取量需要控制在835 ~ 502 千焦（约 200 克）。

小贴士：

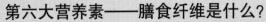

第六大营养素——膳食纤维是什么？

糖类、脂肪、蛋白质、维生素和矿物质是人体所需的五大营养素。糖类和脂肪用于提供和储存能量并参与人体的构成；蛋白质能提供能量，还是构成人体的主要成分；维生素有助于人体调节前面所述的三大营养素，维持人体的正常功能；矿物质能构成骨骼和牙齿，调节内环境。这些都是对人体十分重要的营养物质。

膳食纤维的性质和作用

在这里，我将向大家介绍第六大营养素——膳食纤维。膳食纤维，简单来说是食物中所包含的"人体所不能消化的成分"。而恰恰因为它不能被人体消化，才能起到非常重要的作用。

首先，因为人体无法消化膳食纤维，所以它不会给人体提供任何能量。无论是肥胖还是高脂血症，甚至是糖尿病患者都能够毫无顾忌地食用膳食纤维。

膳食纤维细分开来，又分为水溶性膳食纤维与非水溶性膳食纤维。

水溶性膳食纤维能够抑制小肠对胆固醇的吸收，并促进胆汁的排泄。我们从前文中就了解到，胆汁中含有大量的胆固醇。因此水溶性膳食纤维能起到降低胆固醇的作用。

此外，水溶性膳食纤维会延缓小肠对葡萄糖的吸收，并促进钠的排泄。葡萄糖吸收缓慢能够抑制血糖的上升，钠的排泄增加能抑制血压的上升。所以水溶性膳食纤维还能够起到预防和控制糖尿病和高血压的作用。

非水溶性膳食纤维以其固有的形态经肠道排出体外，

能够清理肠道并有效地改善便秘症状。

由此可见，膳食纤维在预防和改善生活方式疾病方面起着重要的作用，对现代人来说是不可或缺的营养成分，故将其称之为第六大营养素也不为过。

富含膳食纤维的食物

水溶性膳食纤维含量丰富的食物有海藻、魔芋、蔬菜、水果、豆类和薯类。而不溶性膳食纤维大多存在于蘑菇、豆类、蔬菜、水果、粗粮和薯类等食物当中。在传统的饮食当中，我们能摄取到足量的膳食纤维，而随着现代饮食生活的欧美化发展，我们每餐摄取到的膳食纤维已经远远不够了。

补充膳食纤维最便捷的方法就是吃水果。但是水果中有大量的单糖，这些单糖会迅速被人体吸收，提高血糖并转化成甘油三酯。所以在享用水果的同时，一定要控制好分量。

如果每天摄入的膳食纤维无论如何也无法达到 25 克这个标准，也可以采取其他的办法。市面上也有富含膳食纤维的饮品出售，大家可以根据自身的情况，参考表 5（见95 页）所示内容酌情购买，以达到补充膳食纤维的目的。

→ 如何选择低脂牛奶及乳制品？

牛奶是我们日常生活中经常能接触到的，是深受大家喜爱的饮品。因为其具有丰富的营养，它和鸡蛋一样，都被冠以"优质食物"的美称。然而，牛奶在提供丰富营养的同时也提供了脂质、胆固醇以及可观的能量。1 杯牛奶的能量与 1 小碗米饭的能量大致相同，所以从调节血脂的角度来说，建议大家尽量选择低脂牛奶。

牛奶含有丰富的优质蛋白质和钙

我们身体内的蛋白质是由 20 余种氨基酸构成的，其中 9 种氨基酸不能在体内合成，我们只能从食品中摄取它们，因此这 9 种氨基酸被称作必需氨基酸。

在食物蛋白质营养价值评价方法中有一种叫作"氨基酸（AAS）评分"的标准。氨基酸评分又叫蛋白质化学分，指的是食物蛋白质中的必需氨基酸值与理想值的比值。牛奶和鸡蛋的 AAS 为 100 分满分，也就是说它含有所有种类的必需氨基酸。因此，牛奶是人体摄取蛋白质的理想食物。

除了蛋白质之外，我们还从食物中摄取钙。虽然含钙丰富的食品例如蔬菜、鱼虾等种类很多，但是由于人体对钙的吸收率较低，这些食品中供给人的钙满足不了人体的需要。成年人一天的钙需求量为 600 毫克，

1 杯牛奶（约 200 毫升）中包含大约 210 毫克的钙，且这些钙能较好地被人体吸收利用。从补钙的角度来说，牛奶是最佳的食物之一。

钙对人体的益处是多种多样的，除了被我们熟知的生成骨骼和牙齿的作用以外，钙还具有降低血压的作用。所以站在预防高血压的角度，我们也应该更为积极地饮用牛奶。

牛奶中含有脂肪成分和胆固醇

在了解了牛奶对人体的益处之后，我们再来看看它所包含的"有害成分"——胆固醇和脂肪。200 毫升的牛奶中含有约 25 毫克的胆固醇和 7 克的脂肪。

成年人每天的胆固醇摄取量应该控制在 300 毫克。以这个标准来衡量的话，牛奶中的胆固醇并不是特别高，但对于本身血液中胆固醇值超标的人来说，也需要引起注意，避免过量地饮用。而 7 克脂肪提供的能量约为586 焦耳，相当于一小碗米饭的能量。如果饮用大量的牛奶，也会造成能量摄取过剩。

然而，上述的指标是针对那些含脂肪为 3% 以上的普通牛奶而言的。大家可以通过选购低脂牛奶来达到控制脂质和能量摄取的目的。脱脂奶粉的脂质含量更低，对血脂超标和需要严格控制体重的人来说是不错的选择。

除了牛奶以外，我们还经常能接触和使用以牛奶为原料制成的乳制品，这些乳制品所含有的能量由于种类的不同而存在很大的差异，其中酸乃的能量都比较低。如果选择无糖的酸奶，摄取的能量就会更少。

➡ 如何选择适量、优质的蛋类和肉类?

蛋类和肉类等动物性蛋白质能提供给人们非常丰富的营养,但是其中却含有较多的胆固醇。不仅如此,肥肉和鸡皮中脂肪的含量特别高,这些都是大家需要注意的地方。

鸡蛋虽然营养丰富,但也不宜吃得过多

在和牛奶有关的章节中我们提到过,鸡蛋中所含的营养十分丰富,和牛奶一起被并称为优质食物。它含有人体所有的必需氨基酸以及多种维生素和矿物质,美中不足的是,这么多的营养成分中唯独没有维生素 C。

不过鸡蛋中含有大量的胆固醇,1 个鸡蛋(50~60 克)甚至可含有 210 毫克的胆固醇。如果要将一天的胆固醇摄取量控制在 300 毫克以下,那么只吃 1 个鸡蛋就足够了。但是"看不见的鸡蛋"却无所不在,这些鸡蛋通常作为各种食品的原料隐藏在蛋塔、蛋黄酱、面包、糕点和零食之中,人们常在无意间通过食用这些食物而摄取到过多的鸡蛋。

鸡蛋因为含有极高的胆固醇,有时还被认为是高胆固醇血症的元凶。这里需要澄清一个事实:并不是所有的人吃鸡蛋都会使胆固醇值升高。只是对那些胆固醇原本就很高的人来说,最好还是控制鸡蛋的摄入量。

鸡蛋的胆固醇大多蕴含在蛋黄当中,如果只吃蛋清就不必担心胆固醇值超标而摄取到优质的蛋白质。但是这种方法又会带来鸡蛋口感的变化大家可以根据自己的喜好来进行取舍。

肉类要选择含有脂肪较少的部位

　　了解了鸡蛋之后我们再来看看肉类。众所周知，肉类是人体摄取蛋白质的重要来源，同时，肉类中也含有很多胆固醇和脂质。如果因为担心其中的脂肪和胆固醇的影响而拒绝吃肉，就会造成身体营养的失衡。

　　根据种类和部位的不同，不同的肉类所含的脂肪也有很大的差异。所以，我们可以选择食用脂肪较少的肉类来食用，这样既保证了营养又避免了摄入过多的脂肪和胆固醇。

　　肥肉和鸡皮中含有的油脂较多。虽然油脂会使这些部位烹制起来口感更好，但是从健康的角度来说最好还是不要吃。我们可以在相关食物烹制好之后将这些部位剔除，也可以在做菜之前将这些部位从食材中剔除出去。

　　单纯从肉的选择方面来说，腿肉、里脊肉和鸡胸脯肉是含油脂较少的部位，可以多选用。而香肠和培根中含有的油脂较多，这些是我们应该避免选取的肉类。

　　此外，饺子、馄饨、烧卖等食物使用的肉馅也需要注意，这些肉馅含有的油脂会因为选择不同部位的肉质而有所差异。

　　在烹饪方法上，通过汆或蒸煮等方式可以将油脂剔除掉，相对于煎、炸等方式更为健康。而烧烤时要尽量使用铁网或者树脂加工的平底锅，这样也能达到剔除油脂以减少脂质含量的作用。

➡ 每周吃鱼要在 2 ~ 3 次以上吗？

> 虽然同样是动物性蛋白质，鱼类和肉类是有所不同的。鱼类含有可抑制胆固醇上升的成分：二十二碳六烯酸（DHA）、二十碳五烯酸（EPA）以及牛磺酸。

DHA 和 EPA 都是不饱和脂肪酸

鱼类的脂肪中含有很多的 DHA 和 EPA，它们都属于构成脂肪的基本原料——脂肪酸。脂肪酸分为两类：一类是饱和脂肪酸，另一类则是不饱和脂肪酸。DHA 和 EPA 都是不饱和脂肪酸。

判断脂肪酸是不是饱和，是根据它们分子结构的差异所决定的。饱和脂肪酸的结构十分稳定，难以与其他物质相结合，而且在常温下呈固态。这些饱和脂肪酸在肉类和乳制品中含量丰富。

与此相反，不饱和脂肪酸的分子结构相对来说不稳定，容易与其他物质相结合。因此，这些不饱和脂肪酸可以与人体内的胆固醇相结合，促进胆固醇的分解或将其排出体外。所以不饱和脂肪酸具有降低胆固醇的作用。

此外，不饱和脂肪酸还可以防止血小板凝集，使血液很难凝固。这样能够有效地防止血栓的形成，从而预防了动脉硬化。另外，它还具有降低血压的作用。可以说不饱和脂肪酸对人体的益处颇多。大多数的鱼类中都含有 DHA 和 EPA，而且海鱼中的含量尤其丰富。因此，在准备大快朵颐一饱口腹之欲的时候，不要总以肉类为重点，多吃鱼类对身体来说更加健康。

需要注意的是，DHA 与 EPA 因为分子结构不稳定，所以很容易被氧化。所以在挑选鱼类的时候一定要注意选择较为新鲜的。买整条鱼时要选择眼睛较亮、鱼鳃没有变色的购买，买鱼块时则要选择没有汁液流出的更加新鲜。

鱼类还含有丰富的牛磺酸，也能降低胆固醇值

除了 DHA 和 EPA 外，鱼类中丰富的牛磺酸也可降低胆固醇值。牛磺酸是一种氨基酸，它能够使人体内胆汁酸的合成变得更加活跃。在合成胆汁酸的过程中，胆固醇会被大量地消耗，胆固醇值就会降低。除此之外，牛磺酸还有改善高血压和降低血糖值的作用，很多药品当中也有牛磺酸。

在以前，鱿鱼、虾、贝等富含牛磺酸的食物一直被认为是高胆固醇食品。但是新的测定方法显示，它们所含的胆固醇并不是很高。所以多吃这些食物不但能丰富饮食生活，也有助于降低胆固醇值。

➡ 为什么要积极摄取豆类及豆制品？

大豆和大豆制品是优质的植物性蛋白质，被称为"植物中的肉类"。积极地食用大豆和豆制品能够有效地降低我们体内的甘油三酯和胆固醇，在饮食生活中我们可以更为积极地食用豆类和豆制品。

大豆中含有各种能够减少脂质的成分

大豆能为我们提供优质的蛋白质。大豆中必需氨基酸的含量丰富而且均衡，其营养价值尽管与鸡蛋和牛奶略逊一筹，但是在所有植物性蛋白质中大豆是最优良的食品。最难能可贵的是，大豆几乎不含胆固醇。

而且大豆中还含有各种可减少甘油三酯和胆固醇的成分，例如卵磷脂、皂苷、异黄酮等。

卵磷脂是一种脂质，它具有减少 LDL 胆固醇并增加 HDL 胆固醇的作用。

大豆之所以有涩味是因为其中含有皂苷，皂苷能够防止亚油酸被氧化。亚油酸是一种不饱和脂肪酸，能够降低胆固醇。然而如果亚油酸被氧化，它就失去了降低胆固醇的功能，而且还会造成动脉硬化。大豆本身就含有亚油酸，配合其中的皂苷就是使这些亚油酸更好地发挥作用。

异黄酮是在大豆胚芽中含量较多的一种色素成分，具有减少 LDL 胆固醇并增加 HDL 胆固醇的作用。其结构和功能与雌激素相似，且含有丰富的钙和蛋白质，所以异黄酮对缓解更年期综合征、预防骨质疏松都有帮助。

种类丰富的豆制品也是不错的选择

　　除了大豆外，我们还可以选择大豆制品。借助于古人的智慧，我们能将难以消化的大豆加工成豆浆、豆腐、腐竹、黄豆面以及豆瓣酱等食品。长期食用大豆难免会使人产生厌倦感，但种类繁多、各具特色的大豆制品能够极大地丰富我们的饮食。

　　有的读者可能会有疑问，大豆被加工成大豆制品后营养成分会减少吗？

　　答案是不会。大豆在被加工的过程中只有其中的非水溶性膳食纤维会变少，而其他的营养成分几乎不会发生变化。不仅如此，这些加工过程还会带来益处。

　　例如，将大豆研碎后加热，去除杂质后得到的就是豆浆。将豆浆加工凝固后就变成豆腐。豆浆和牛奶相比，在钙的含量上会略有逊色，但蛋白质含量比牛奶高。而豆浆变成豆腐后，钙的含量会在原来的基础上提升 2 倍。

➡ 每天要吃多少蔬菜？

蔬菜能为我们提供丰富的维生素、矿物质和膳食纤维。相对于其他食品，蔬菜含有的能量很低，并且具有降低胆固醇值的功能。对于血脂较高的人来说，蔬菜的摄取可谓是多多益善。《中国居民膳食指南》中推荐的蔬菜每日摄取量为300～500克，其中深色蔬菜最好占到一半以上。

蔬菜中含有丰富的维生素，不同的维生素功效不同

蔬菜中含有大量的维生素，包括维生素 A、维生素 B_1、维生素 B_2、维生素 C、维生素 E 等，不同类型的维生素具有不同的功能。

维生素 A 是脂溶性维生素，也就是说它能溶解在脂质当中。维生素 A 能够改善视力，并对皮肤黏膜起到保护作用。

维生素 B_1 和维生素 B_2 都是易溶于水的水溶性维生素，都能促进营养素在体内的代谢。身体缺乏维生素 B_1 容易罹患脚气病，而维生素 B_2 的不足会导致黏膜性病变，例如口腔溃疡等。

维生素 C 也是水溶性维生素，其易溶于水且遇热分解的特性使得我们需要在日常饮食中更为积极地摄取含有维生素 C 的食物。它在维持血管壁的完整及脂肪代谢中都起着重要的作用，此外，它还能够生成胶原并提高人体的免疫力。

维生素 E 是脂溶性维生素，它最大的作用就是防止脂质氧化，也就是

我们经常能听到的"抗氧化作用",此外,它还具有一定的抗衰老和抗凝血作用,对血管疾病的预防有积极的效果。其与维生素 C 搭配使用时作用更加明显。

值得注意的是,水溶性的维生素常常还来不及被人体吸收就随着尿液排出体外。为了保证这些水溶性维生素发挥作用,我们应该尽量多地摄取相关食物。

均衡地食用深色蔬菜和浅色蔬菜

蔬菜又分为深色蔬菜和浅色蔬菜。深色蔬菜是指深绿色、深黄色、紫色、红色等颜色深的蔬菜,一般含维生素和植物化学物质比较丰富,其具体的维生素含量多少会因为蔬菜种类的不同而有所差异。而浅色蔬菜中含有的其他营养成分更多一些。

那么我们每天应该食用多少蔬菜?如何调配深色蔬菜和浅色蔬菜的比例?中国营养学会在发布的《中国居民膳食指南》中给出了答案:建议每天新鲜蔬菜摄入量为 300 ~ 500 克,其中深色蔬菜最好占一半以上。

300 ~ 500 克是一个很大的量,大家可以通过将带叶蔬菜凉拌或者以蘸酱菜的形式来提高蔬菜的摄入量。

同时要针对不同蔬菜中含有的维生素类型的不同,进行不同的烹制。含水溶性维生素较多的蔬菜应该避免过长时间的加热,而含脂溶性维生素较多的蔬菜可以在烹制的过程中加入食用油来煎炒,这样能够提高人体对维生素的吸收。

→ 每天要吃多少水果？

水果中含有大量的维生素 C 和其他可以降低胆固醇的成分。然而，因为其中含有大量容易被转化成甘油三酯的单糖，大量进食水果反而会使血脂升高，产生相反效果。因此，通过增加对糖的类别的了解来选择合适的水果摄入量是很有必要的。

水果中所含的单糖非常容易被人体吸收

糖类是三大营养素之一，是人体生命活动所需能量的主要提供者。就其名称而言，糖类更容易使人联想到砂糖、蜂蜜、水果等富有甜味的东西。而事实上，糖类指的是碳水化合物，米面、糕点等主食中含有的淀粉也是糖类。不过即使同样归属于糖类，砂糖、果糖、淀粉等糖类在分子结构上也都有所不同。

糖类可以简单地分为单糖、双糖和多糖 3 类。

单糖的分子结构中只有 1 个糖单位，其典型代表就是葡萄糖和果糖。果糖广泛存在于水果和蜂蜜之中。

双糖是指由 2 个糖单位通过化学方式结合而成的，较单糖分子结构更大的一种糖类，例如麦芽糖、蔗糖和双果糖。麦芽糖由 2 个葡萄糖结合而成，蔗糖由 1 个葡萄糖和 1 个果糖结合而成，而双果糖则是由 2 个果糖结合而成的。

多糖的结构就较为复杂，是由多个糖单位结合在一起形成的大分子糖类，其典型代表就是由大量葡萄糖结合形成的淀粉。

不同类型的糖类在人体内被分解成单糖后，才会被运输到肝脏中。其中一部分被当成能量消耗掉，而另一部分则会以甘油三酯等其他形式储存起来。

看到这里大家应该就明白了，分子结构简单的双糖相对多糖而言，更容易被分解，然后与单糖一起转化为甘油三酯，堆积在体内。

每天摄入的水果应该控制在 200 克以内

另外，由于单糖和双糖会迅速被小肠吸收，造成血糖的升高，会促进胰岛素的分泌。因而单糖和双糖不仅能使甘油三酯增多，还会间接地提高血液中的胆固醇值。

所以，尽管食用水果可以获取大量的维生素，吃得太多只会得不偿失。从其含糖量来考虑，每天水果的摄入量应该控制在 200 克以内。

此外，经常有人对水果中的糖置之不理，而为了控制血糖去减少主食的摄入，这是非常不正确的行为！

通过学习以上的知识，我们知道，其实主食中的淀粉是被人体消化、吸收最慢的糖类之一，它能给身体提供必需的能量，而且对血糖和血脂的影响相对较小。因此，不管是控制血脂还是血糖，我们都更应该限制那些富含单糖和双糖的食物的摄入，不吃主食只会适得其反。

→ 为什么不要过量摄取含亚油酸的油脂?

前文提到过脂肪酸可以分为饱和脂肪酸和不饱和脂肪酸，不饱和脂肪酸具有降低胆固醇值的作用。但是研究证明，如果亚油酸（不饱和脂肪酸的一种）摄取过多，也会对身体造成危害。

单不饱和脂肪酸和多不饱和脂肪酸

和氨基酸一样，脂肪酸中也有不能在体内合成的种类，这些脂肪酸被称为必需脂肪酸，多不饱和脂肪酸都是必需脂肪酸。那什么是多不饱和脂肪酸呢？这是按照不饱和脂肪酸的分子结构中双键的个数来区分的。含有1个双键的脂肪酸为单不饱和脂肪酸，含有多个双键的脂肪酸为多不饱和脂肪酸，而没有双键的脂肪酸就是饱和脂肪酸。

单不饱和脂肪酸中的代表是油酸，而多不饱和脂肪酸除了我们在前文中提及的鱼类中含有的 DHA、EPA 外，还有亚油酸和亚麻酸。

亚油酸和亚麻酸主要存在于植物性油脂当中，其中亚油酸降低胆固醇的效果尤其突出，富含亚油酸的大豆油也是大家在厨房中广泛使用的食用油品。然而，人们在后来的研究中发现：大量摄取亚油酸后，过多的亚油酸在体内被氧化，不但无法降低胆固醇值，反而会使 HDL 胆固醇减少使 LDL 胆固醇增加。

正是因为亚油酸的这个缺陷，人们逐渐将目光从大豆油转向了另一种食用油品——橄榄油。橄榄油中含有大量的油酸。油酸能够在不减少 HD

胆固醇的基础上降低 LDL 胆固醇，而且不容易被氧化，这是多不饱和脂肪酸所不具有的特性。凉拌、炖品出锅时加入橄榄油，橄榄油不适合高温烹饪，那样会损失其营养成份。

我们应该均衡地摄取种类不同的脂肪酸

这里我们还要介绍一些关于油脂的知识，即植物性油脂和动物性油脂的区别。动物性油脂顾名思义就是指肉类、鱼类、蛋类和乳制品等来源于动物的油脂，这些油脂中，除了鱼类以外，大多都是饱和脂肪酸。植物性油脂指的是植物性食品中含有的油脂和各种提取自植物的食用油品，植物性油脂中饱和脂肪酸与不饱和脂肪酸共存，其比例根据植物种类的不同会有所差异。

有的读者可能会有疑问：既然植物性油脂中含有更多的不饱和脂肪酸，单不饱和脂肪酸降胆固醇效果又优于多不饱和脂肪酸，那是不是只要摄取单不饱和脂肪酸就足够了呢？

当然不是！虽然从某些有益于身体的角度来说，单不饱和脂肪酸的效果更加突出，但是每一种脂肪酸对身体都有非常重要的作用。保证营养的均衡是重要的前提条件，太过极端地排斥某些营养素都会对身体造成不好的影响。

→ 每天该怎样控制饮酒？

> 　　很多罹患高脂血症、糖尿病、肥胖等代谢性疾病的患者都会被医生叮嘱：要适当控制饮酒。很多人对此不以为然，甚至以"酒是谷中精，越喝越年轻"的戏言一带而过。在本章节中，我们就谈谈酒对身体的影响以及如何适量的喝酒，使酒喝得更加健康。如果无法执行书中提到的措施，就只能建议各位读者把酒戒掉。

酒精往往会导致身体摄取过多的能量

　　酒对身体并非完全有害，但是我们在饮酒的过程中往往摄取了相当高的能量，这对于血液中甘油三酯和胆固醇过高的人来说非常不利。其增加能量摄入的途径主要有以下3个：

　　(1) **酒精中本身含有较高的能量**：以糖类和脂肪来举例，1克糖类所含的能量为17焦耳，1克脂肪所含的能量为38焦耳，而1克酒精所含的能量为29焦耳。由此可知，哪怕饮用酒的量很少，饮酒过程本身也会使我们摄入大量的能量。

　　(2) **下酒菜中含有较高的能量**：人们很少会空腹饮酒，这种做法会使酒精迅速被小肠吸收，不益于身体健康，而且还会造成胃肠的不适，所以下酒菜就成了人们的普遍选择。下酒菜往往都是口味过重或者含有油脂多的食品，这些食品中含有的能量不可小觑。

（3）酒精在一定程度上具有促进食欲的作用：很多人在饮酒后会想额外加餐，这部分食物会带来更多的能量。

减少饮酒的次数和饮酒量

适量喝酒对人体有益，而且让那些有饮酒习惯的人仓促间戒酒可能不太现实，人们在生活中可能会遇到一些与喝酒相关的交际应酬。那么如何让酒喝得更加健康呢？

首先，是饮酒量的调整，饮酒量是否适量是根据不同类型的酒所含的能量换算的。我们建议大家把每日通过酒精摄取的能量控制在 586 焦耳（20 克酒精）以下，关于常见酒类含有的能量值我们在前文"如何利用 BMI 来了解自己的体重"章节中已经提到过，在此就不再赘述了。

其次，是酒的喝法可以有所调整，可通过遵照以下几点建议来达到减少能量摄取的目的：

（1）保证酒精适量。

（2）慢慢地喝酒，缓慢的饮酒过程能对脂质的代谢有益。

（3）下酒菜尽量选择非油炸的、能量较低的清淡食品，这样会使我们摄取的能量大大减少。

（4）喝酒后尽量避免加餐，这也是减少能量摄取的好办法。

（5）避免 2 天以上的连续喝酒，以减轻肝脏分解酒精的负担。

如果以上的建议都实施不了，那么为了健康考虑，戒酒是明智的选择。

→ 如何根据高脂血症的类型来改善饮食习惯?

> 总的来说,高脂血症患者在改善饮食习惯时应该注意两个方面的原则:一是要保证营养成分的均衡摄取;二就是尽量避免过多地摄取能量。

根据不同的异常数值来回顾自己的饮食习惯及偏好

同样是高脂血症患者,其血脂中异常的指标可能不尽相同。所以,建议大家根据自己异常的指标类型来分析自己饮食生活中存在的问题,以便于更好地达到改善血脂的目的。

当然,即使是异常指标类型相同的人,其饮食习惯中的问题也可能会不同。下面描述的是各种指标异常的患者在饮食中可能会有的问题,希望大家能够结合自身的实际情况进行参考和改善。

●异常指标:LDL 胆固醇值较高

LDL 胆固醇值较高的人在日常饮食中可能有以下饮食习惯:

(1)喜欢吃肉,而较少食用鱼类和豆制品:这种饮食习惯中的问题在于过多依靠肉类来摄取蛋白质,肉类在提供丰富营养的同时也使得血液中的胆固醇值上升。这种情况可以通过在饮食中加大鱼类和豆制品的摄入量来改善,1 周可以有 2~3 餐以鱼类和豆制品为主要菜色的饮食。

(2)习惯于大鱼大肉,炒菜中也要放入大量的油:这种饮食习惯中的问题在于油脂的摄取过多。存在这种情况的读者应该通过多吃蔬菜来减少鱼类和肉类的摄入,食物烹制的方式上也要尽可能地改为油脂较少的蒸和煮。

（3）**喜欢吃巧克力和冰激凌**：巧克力和冰激凌因为美味而深受人们喜爱，但是其中含有大量的脂质和能量会加剧高脂血症。有这种喜好的朋友一定要自我控制，减少进食这类食品的次数和分量。

（4）**偏爱鸡蛋和动物肝脏**：这种饮食习惯会造成胆固醇摄取过多，因为鸡蛋和动物肝脏中含有大量的胆固醇。符合这种情况的朋友可以减少鸡蛋和动物肝脏食品的摄入，更为积极地食用一些胆固醇含量较低的食物来改善血脂。

● **异常指标：总胆固醇值较高**

总胆固醇值较高的原因一般都归结于 LDL 胆固醇值较高，有这种情况的朋友可以参考上文中的建议，少吃油脂和胆固醇含量较高的食物，多吃富含膳食纤维的食物和深色蔬菜。

● **异常指标：甘油三酯值较高**

甘油三酯值较高的人在日常饮食中可能有以下饮食习惯：

（1）**经常饮酒，甚至是酗酒**：酒精中含有大量的能量，摄取酒精过多会使多余的能量以甘油三酯的形式在体内积蓄。建议符合这种情况的朋友一定要减少喝酒的次数，降低饮酒量，要是能够做到把酒戒掉当然是最好不过。

（2）**爱吃甜食和水果**：这样的人群摄食了过多的糖类，多余的葡萄糖在体内转换成了甘油三酯。应对的处理方式主要是避免吃甜食（见图29），并限制摄入水果的数量。吃水果的时间也尽量选在早上和白天，而不要在傍晚以后。

（3）**经常在外进餐或者长期食用形式单调的快餐**：这种情况属于油脂摄入过量，外面菜馆的饭菜和快餐往往为了提高口感而加入大量的油脂，长期食用这些饭菜会导致甘油三酯的升高。为了改善这种状况，大家可以尽量选择在家中吃饭，这样能够更好地调控食物中的油脂含量，也能享受和家人一起进餐的愉悦。不得已在外进餐时，也要避免油炸类的食物，而尽量选择营养均衡的套餐。

（4）**经常在夜间进食**：这种情况与所吃的食物无关，是由于进食的时间不当造成的。由于脂肪（主要是甘油三酯）在夜间的蓄积更为活跃，晚上摄入的能量也更容易变成甘油三酯。改善这种状况只需要将进食时间调整地更为合理即可。

●异常指标：HDL 胆固醇值较低

HDL 胆固醇值与甘油三酯值呈负相关，它降低的原因一般都归结于甘油三酯的上升，这部分内容在上文已经描述过。我们在这里主要讨论甘油三酯值不高，而 HDL 胆固醇值降低的情况。

存在这种情况的人群一般平常对自身饮食较为关注，常吃的食物看上去都非常"健康"。

这种情况大都是因为动物性蛋白摄取不足引起的。生活中有很多这样的人，认为肉类、鱼类和鸡蛋甚至是动物油对血脂会有不利的影响，于是就只选择蔬菜和豆制品摄食，食用油品也多选择富含亚麻酸的植物油。如果是这种情况，就应该在餐桌上加入肉类和鱼类，减少豆制品的摄入比例，食用油也可以换成含油酸较多的橄榄油。

●异常指标：所有指标都异常

这种情况已经不存在根据异常指标类型来改善某个方面饮食习惯的问题了，而应该认真反思自己饮食中多方面的不良习惯，多管齐下来进行改善。

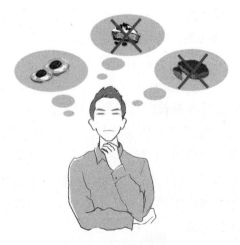

图29　应少吃甜食

小贴士：

其他数值不正常的人在饮食方面应注意哪些事项？

很多人的体检结果中除了甘油三酯值和胆固醇值异常，还有其他不正常的数值。这种情况下我们更应该审视自己的生活习惯并进行改善，努力将这些数值和血脂值一起降下来。接下来我们就来看看除了血脂异常外，以下指标数值不正常的人们在饮食方面有哪些注意事项。

血压较高的人

高血压患者忌盐，因为食盐中含的钠会导致血压升高。血压较高的人除了要注意降低饮食中的盐分，还要多吃那些能够促进钠排泄的含钾蔬菜（尤其是深色蔬菜），这样对调节血压和血脂都具有良好的效果。

血糖较高的人

对于既有高血脂又有高血糖的人来说，富含膳食纤维的蔬菜、海藻和蘑菇等食物是最佳的选择。膳食纤维几乎不含能量，能够对血脂、血糖和肥胖起到调控作用。

尿酸较高的人

酒精能够增加尿酸的合成，减少尿酸的排出，从而导致高尿酸血症或痛风性关节炎，同时酒精还会加剧血脂的上升。因此，尿酸和血脂数值不正常的人们应该减少饮酒量或者戒酒，才能够降低尿酸和血脂值（见图30）。

图30　多吃蔬菜，少喝酒

→ 具有降低血脂作用的食物有哪些?

前面提到过高脂血症患者需要注意的饮食习惯，有的读者可能觉得一条一条看着太过麻烦。在这我们就将生活中常见的具有降低血脂作用的食物总结在一起，以供大家在日常饮食中作为参考。

具有降低血脂作用的主食

●**燕麦**：燕麦中含有极丰富的亚油酸、燕麦胶和可溶性纤维，常食可降低胆固醇，使过高的血糖下降，可防治动脉粥样硬化。

●**玉米**：玉米中含有丰富的钙、镁、硒等矿物质以及卵磷脂、亚油酸、维生素 E 等物质，具有降低血清总胆固醇的作用。中美洲印第安人中几乎没有高血压、高脂血症、冠心病，这主要得益于他们以玉米为主食。

●**荞麦**：荞麦中含有芦丁、叶绿素、苦味素、荞麦碱以及黄酮物质。芦丁具有降血脂、降血压的作用，黄酮类物质具有加强和调节心肌功能、增加冠状动脉的血流量、预防心律失常等功能。

具有降低血脂作用的水果

●**葡萄**：葡萄是高脂血症患者最好的食品之一。葡萄汁与葡萄酒都含有白黎芦醇，是降低胆固醇的天然物质，它能使胆固醇降低，抑制血小板聚集。

●**苹果**：苹果因富含果胶、纤维素和维生素 C，有非常好的降脂作用。苹果可以降低人血液中的低密度胆固醇，而使对心血管有益的高密度胆固醇水平升高。有报告指出，每天吃 1～2 个苹果的人，其血中胆固醇的含量可降低 10%。

●**山楂**：山楂是许多消脂茶的主要成分，所含黄酮类物质具有扩张冠状动脉血管、降低血压及胆固醇、增强心肌收缩力的作用。现代医学研究证明，山楂是一种很好的具有降低血压、降血脂和强心作用的食品。

具有降脂作用的蔬菜

●**大蒜**：大蒜含有蒜素和硒等矿物质，能降低血液的黏稠度，减少血液中的胆固醇、预防血栓的形成、可溶解低密度脂蛋白并有助于增加高密度脂蛋白，对减肥有利。还有报告指出，每天服用大蒜粉或大蒜精或坚持吃大蒜，经过 4～5 周，血压会降低 10%。如果每天吃 1 头大蒜，即可预防心脑血管疾病的发生。

●**黄瓜**：鲜黄瓜中含有丙醇二酸，可以抑制糖类物质转化为脂肪，同时又可以降低血中的胆固醇，黄瓜尤其适用于心血管疾病患者和肥胖者。

●**大豆**：大豆及其制品含有丰富的亚油酸，所含亚油酸比饱和脂肪酸高 3 倍，此外还含有丰富的维生素 E 和卵磷脂等，尤其重要的是，大豆及其制品中还含有大量的皂苷，这种物质不仅能有效地降低血脂，还具有减轻和预防动脉硬化的作用。临床医学观察表明，高血脂的人连续吃大豆制品 3 周，可使血中胆固醇下降 20%。国外调查发现，常食大豆的地区或民族，其体内胆固醇含量低，患心脏病的人少。

●**韭菜**：韭菜除含有钙、磷、铁、糖和蛋白质、维生素 A、维生素 C 外，还含有胡萝卜素和大量膳食纤维，能增强胃肠蠕动，有很好的通便作用，能减少肠道对脂肪、碳水化合物的吸收，且能帮助排除肠道中多余的脂肪。

●**洋葱**：洋葱含前列腺素 A，此成分有扩血管、降血压的作用；还含有有机硫化合物及少量含硫氨基酸，这类物质可降血脂，对血管有保护作用。国外研究认为，中老年人多吃些洋葱，可以防止高脂血症、动脉硬化、脑血栓、冠心病的发生和发展。

●**冬瓜**：冬瓜含有蛋白质和丰富的维生素 C，能降低血液的黏稠度，预防血栓形成，可降低血脂。冬瓜内含有丙醇二酸，可以抑制糖类物质转化为脂肪，能去除身体内多余的脂肪和水分，起到减肥的作用。

●**胡萝卜**：胡萝卜含果胶酸钙，它能与胆汁酸结合从大便中排出。身体要产生胆汁酸势必会动用血液中的胆固醇，从而促使血液中胆固醇的水平降低。萝卜糖化酶、芥子油等物质，一旦进入胃肠，被肠黏膜吸收进入血液，既可减少血液的黏稠度，加快血液循环，又能降低血脂的沉降率，防止动脉硬化；与此同时，胃肠在糖化酶、芥子油的作用下，会增加蠕动，促进大便排出，减少糖和脂肪的吸收，从而控制体重的增加。

●**生姜**：生姜中主要含有姜油，姜油中的有效成分是油树脂和胆汁酸螯合物。能够阻止胆固醇的吸收，并增加胆固醇的排泄。生姜中的姜醇、姜烯、姜酚等物质可促进血液循环。

●**茄子**：茄子，特别是紫色茄子中含有丰富的维生素。常吃茄子可以防止胆固醇升高，茄子纤维中含有一种叫作皂草碱的物质，可增加微血管的弹性。

具有降低血脂作用的水产品

●**海带**：海带内含有大量不饱和脂肪酸，能清除附着在人体血管壁上过多的胆固醇。海带中的膳食纤维能调理肠胃，促进胆固醇的排泄，控制胆固醇的吸收；海带中还含有丰富的钙，钙能够降低人体对胆固醇的吸收，降低血压。这 3 种物质协同作用，对于预防高血压、高脂血症和动脉硬化很有帮助。

●**紫菜**：紫菜富含碘，对于清除血液中的胆固醇有良好的功效，其中含有的褐藻酸盐还有降低血压的功能。

具有降低血脂作用的食用菌

●**香菇**：现代营养研究证实，香菇含有一种核酸类物质，能明显降低胆固醇、甘油三酯的水平，且可使体内高密度胆固醇增加，能有效地防止动脉硬化和血管变脆，同时还可降低血压。因此，香菇是现代人防治心血管疾病的最佳食物。

●**黑木耳**：黑木耳富含铁、维生素和各种磷脂，有促进消化、抗血小板聚集、降低血脂和阻止胆固醇沉积的作用，同时，黑木耳有抗脂质过氧化的作用。脂质过氧化与衰老有着密切的关系。所以，老年人经常食用黑木耳，可防治高脂血症、动脉硬化和冠心病，并可延年益寿。

具有降低血脂作用的其他食物及饮料

●**鱼**：鱼类含有人体必需的多种不饱和脂肪酸，其降血脂功效是植物油的 2 ~ 5 倍，对中老年人的血管有良好的保健作用。据科学家研究发现，生活在北冰洋格陵兰岛的爱斯基摩人的心血管病发病率低，几乎低到零；日本和荷兰渔民也很少有心脏病患者，皆因多吃鱼类的缘故。

●**咖啡**：国外有研究证明，咖啡对血脂异常有改善作用，适量地饮用咖啡能够预防冠心病。芬兰国家公共健康研究院的研究显示，常喝咖啡的人患有糖尿病的风险会降低 28%。但是这些研究结果目前尚有争议。咖啡的烹制方法会对血脂造成影响，滤泡式咖啡对血脂更为有益。咖啡因与二甲双胍产生拮抗作用，服用二甲双胍的糖尿病患者需要注意。

●**花茶**：菊花、荷叶等均有一定的降血脂作用，尤其是菊花，不仅能有效地降低血脂，而且还可以预防动脉粥样硬化及降低血压，作用持久而平稳（未完，见 P127）。

→ 降脂食谱有哪些？

> 降脂食谱的意义在于限定高血脂人群通过饮食摄取的能量。限定能量并不意味着饮食的单调乏味，每天尽可能选择不同的食材进行烹饪，会让降脂饮食也变得多姿多彩。

在严格限制能量的基础上做到菜品丰富，严禁煎炸

降脂食谱原则上将能量的摄入量规定在 6280 ~ 7536 千焦（1500 ~ 1800千卡），蛋白质和脂肪的摄入量在 50 克左右，而主食的摄入量在 200 ~ 250克的范围内是合理的。尽可能将食谱安排成少食多餐的形式，这样能够有效地减少能量的蓄积。另外，因为所吃的食物中已含有相当分量的脂肪，所以每天烹饪用油一定要控制在 20 克左右。

食谱举例 1

【早餐】豆浆 250 毫升，发面饼 50 克，鸡蛋 1 个，小咸菜少许。

【中餐】葱花饼 100 克，燕麦粥 50 克，芹菜炒肉丝（瘦肉 25 克、芹菜100 克、油 10 克），炒菠菜（菠菜 100 克）。

【晚餐】米饭 100 克，小白菜余丸子（瘦猪肉 50 克、小白菜 100 克油 5 克），腐竹烩黄瓜（黄瓜 100 克、腐竹 20 克）。

【睡前加餐】水果 150 克。

食谱举例 ②

　　【早餐】脱脂酸奶 120 毫升，花卷 50 克，无糖小点心 25 克，鸡蛋 1 个。

　　【中餐】米饭 100 克，清蒸鱼（鱼肉 100 克、油 10 克），粉丝酸菜汤（粉丝 50 克、酸菜 100 克、油 5 克）。

　　【晚餐】玉米面粥 50 克，米饭 50 克，炒茼蒿（茼蒿 200 克、油 5 克），烧大虾（虾 50 克、油 10 克），番茄汤（番茄 100 克）。

　　【睡前加餐】酸奶 120 克。

食谱举例 ③

　　【早餐】脱脂牛奶 250 毫升，黑麦面包 50 克，鸡蛋 1 个。

　　【中餐】米饭 100 克，清炒肉丝笋丝（笋丝 150 克、肉丝 50 克、油 10 克），大白菜豆腐（大白菜 100 克、豆腐 50 克）。

　　【下午加餐】水果 1 份（150～200 克）。

　　【晚餐】花卷 50 克，烤红薯 50 克，清炒莴笋丝（莴笋 150 克），牛肉萝卜汤（牛肉 35 克、萝卜 100 克）。

　　【睡前加餐】脱脂牛奶 250 毫升，苏打饼干 3 片。

食谱举例 ④

　　【早餐】脱脂牛奶 250 毫升，面包片 50 克，鸡蛋 1 个。

　　【中餐】花卷 100 克，魔芋肉丝（魔芋 150 克、肉丝 50 克、油 10 克），油菜清汤（油菜 50 克）。

　　【下午加餐】水果 1 份（150～200 克）。

　　【晚餐】米饭 100 克，酸菜粉丝炒肉（酸菜 180 克、瘦肉丝 80 克、粉丝 60 克、油 10 克），口蘑冬瓜（冬瓜 100 克、口蘑 50 克）。

【睡前加餐】酸奶 120 毫升。

食谱举例 ⑤

【早餐】豆浆 400 毫升，烤馒头片 50 克，鸡蛋羹 1 份。

【中餐】米饭 100 克，白斩鸡（鸡肉 70 克），素烧茄子（茄子 150 克、油 10 克），拍黄瓜（黄瓜 150 克）。

【下午加餐】酸奶 120 克，水果 300 克。

【晚餐】馒头 50 克，红豆粥（大米加红豆 25 克），豇豆炒肉丝（瘦肉 50 克、豇豆 150 克、油 5 克），素焖扁豆（扁豆 150 克、油 5 克）。

食谱举例 ⑥

【早餐】豆浆 350 毫升，面包片 50 克，鸡蛋清 1 份（30 克），酱菜少许。

【中餐】馒头 50 克，大米粥 50 克，菠菜豆腐汤（菠菜 100 克、豆腐 50 克、油 5 克），肉片炒扁豆（扁豆 100 克、瘦猪肉 50 克、油 5 克）。

【下午加餐】水果 1 份（150~200 克）。

【晚餐】米饭 100 克，芹菜肉丝（芹菜 100 克、肉丝 50 克、油 5 克），白菜汤（白菜 100 克、油 5 克），素鸡 25 克。

【睡前加餐】酸奶 120 毫升。

食谱举例 ⑦

【早餐】脱脂牛奶 250 毫升加燕麦片 25 克，面包片 50 克，鸡蛋 1 个，咸菜少许。

【中餐】米饭 100 克，萝卜炖牛肉（牛肉 50 克、白萝卜 100 克、油克），素炒油菜（油菜 150 克、油 5 克），拌芹菜（芹菜 100 克、干丝 2

克）。

【下午加餐】水果 150 克。

【晚餐】发面饼 50 克，小米粥 25 克，清炒虾仁（虾仁 80 克、油 5 克），炒素丁（黄瓜 50 克、笋丁 50 克、豆腐 25 克、胡萝卜 20 克、油 7 克），烧冬瓜（冬瓜 150 克、香菜少许、油 5 克）。

接 P123

●红茶：作为一种完整发酵性茶，因为其经典的制作工艺，使其干茶色泽和冲泡的茶水以红色为主而得名。在茶水的沏泡过程中，所含的一部分茶多酚氧化成为茶红素，因而形成红茶所特有暗红色茶叶、红色茶汤。红茶中主要的降脂成分为儿茶素，酚性物质，又被称为茶多酚、茶单宁、茶鞣质。红茶中的酚性物类含量为 20% ~ 30%，其中儿茶素类化合物是其中最重要的成分，约占 70%。茶多酚、儿茶素类物质具有明显降低肌体的血清总胆固醇、甘油三酯、低密度脂蛋白和高密度脂蛋白水平和升高高密度脂蛋白水平的作用。茶多酚类物质通过调节低密度脂蛋白和高密度脂蛋白含量来实现体内胆固醇的逆向转运，把细胞膜上及血浆中的大量胆固醇运回肝脏中代谢，从而起到降低血脂水平的作用。酚类化合物还能通过抑制胆固醇生物合成的限速酶 – 鲨烯环氧酶，上调低密度脂蛋白受体以及减少载脂蛋白 ApoB 的分泌来实现降血脂作用。

●绿茶：是未经发酵制成的茶，因此较多地保留了鲜叶的天然物质，含有的茶多酚、儿茶素、叶绿素、咖啡碱、氨基酸、维生素等营养成分也较多。绿茶中的这些天然营养成分，对抗衰老、防癌、抗癌、杀菌、抗感染等具有特殊效果。绿茶与红茶的降脂机制是一样的，但是绿茶含有更多的儿茶素，因而绿茶的降脂效果更好。

●普洱茶：主要含有茶多酚、茶多糖、茶色素、洛伐他汀等物质。由于制作工艺的不同，普洱茶的儿茶素含量虽然没有红茶、绿茶高，但是普洱茶所特有的洛伐他汀类物质可以为降低血脂提供更大的支持。普洱茶的降血脂功效显著优于绿茶、红茶等其他种类的茶。

→ 为什么必须戒烟？

香烟中含有多种对人体有害的物质，吸烟会使 HDL 胆固醇减少，LDL 胆固醇变性，还会促使动脉硬化的出现。即使是减少数量，吸烟带来的危害也不会减少。与吸烟相比较，适量地饮酒对身体要有益处，而吸烟对身体百害而无一利，也不存在"吸烟适量"这一说，所以读者中如果有吸烟的朋友，一定要坚决地戒掉这个坏习惯。

坚定的决心是戒烟的首要条件

大家都明白吸烟对健康有害，没有人是为了增益健康而去吸烟。吸烟的人中也有很多人抱有戒烟的想法。但是为什么很多人的戒烟行动最后都不了了之了呢？这是因为人体对烟草中的尼古丁产生了依赖作用。

人体对尼古丁产生依赖后，如果在较长时间没有摄取到尼古丁，就会出现心烦意乱、注意力不集中等症状，也就是所谓的戒烟综合征（见图31）。只有在人体摄取到尼古丁之后，这些症状才会消除。针对这种情况，有很多诸如尼古丁口香糖、尼古丁贴片等产品被研制出来，用于帮助吸烟者戒烟，吸烟的朋友可以根据实际情况选择使用。

吸烟者不仅对尼古丁会产生依赖，还会将吸烟养成一种习惯。比如不自觉地将手伸向香烟，看到他人吸烟自己也会有吸烟的想法等。这种时候通过其他行动来转移注意力是很有效的方法。

然而，戒烟说到底，最重要的还是要依靠坚定的信念和决心。如果没有决心将烟戒掉，再多的辅助方式都没有效果。反过来，只要戒烟的决心坚定，配合各种各样的戒烟手段，戒烟就能够成功。

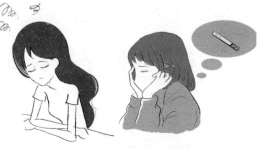

图31　尼古丁中断会出现这样的症状

寻找适合自己的戒烟方法

●**辅助戒烟药物**：辅助戒烟药物主要是指瓦伦尼克林片剂和安非他酮缓释片，瓦伦尼克林既可发挥拟尼古丁作用减轻戒断症状，又可阻断香烟中尼古丁的作用。安非他酮能减弱吸烟者对尼古丁的渴求和戒断症状。这些药物都能起到帮助戒烟的效果。

●**尼古丁口香糖**：尼古丁口香糖顾名思义就是含有微量尼古丁的口香糖。咀嚼口香糖的行为能消除口中没有香烟的空虚感，尼古丁也在这个过程中通过口腔黏膜进入到血液中，消除人体缺乏尼古丁而感到的不适。但是这种口香糖不能连续不停地使用，否则会造成尼古丁过量，对人体健康有害。

●**尼古丁贴片**：尼古丁贴片是直接贴于皮肤的圆形贴纸，上面的尼古丁通过皮肤进入到血液中。尼古丁贴片的规格分为大、中、小 3 种，随着使用时间的推移，使用的贴片规格变小。1 张尼古丁贴片可以使用 24 小时，所以使用起来比前两种方式更为简便。但是因为贴片使用的时间太长，容易使皮肤发生炎症，所以 2 次贴片不能贴在同一位置。

●**互联网**：借助网络带来的便利，我们很容易搜索到很多和戒烟有关的资讯。这些资讯能够帮助我们树立戒烟的决心并提供他人的戒烟经验给我们作为参考。

●**戒烟互助**：戒烟不应该是一个人孤军奋战，找到生活中有相同目标的人一起努力，相互鼓励，往往能起到更好的作用。

➡ 如何坚持长期的轻松运动？

> 运动具有减少甘油三酯、增加 HDL 胆固醇的功能，然而运动的效果需要较长的时间才能体现出来。如果因为身体状况稍有改善就停止运动，那么降下去的血脂也会随之反弹。运动需要的是坚持。

运动能够增加 HDL 胆固醇，这是其他方式无法取得的效果

调整饮食习惯能够改善高脂血症，如果再加以运动疗法配合，血脂改善的效果就会更加突出。那么，运动对改善血脂具有哪些效果呢？

运动能够消耗甘油三酯，改善胰岛素抵抗，加速脂肪的分解和增加 HDL 胆固醇的含量。其中 HDL 胆固醇的增加可以说是运动具有的特殊功效，其他改善方式则很难起到这样的效果。

此外，运动还有助于消除肥胖、改善血压和消除精神压力，使人体代谢趋于正常。这样，人体在不运动的时候也会增加能量的消耗，从而达到预防各种生活方式疾病的目的。

运动需要坚持，才会有效果

运动虽然会带来很多的益处，但坚持运动并不是那么简单的事情。

首先，效果并不是立竿见影的。根据运动强度的不同，效果显现的时间也会有差异，这个过程会需要 3~6 个月的时间，很多人都会半途而废。

其次，很多人经过了一段时间的运动后，发现指标稍有改善就停止了运动，结果只能是相关指标数值的反弹。再者，有的人规划 1 个月的某几天进行运动，而不是连续坚持，这种不规律的运动方式会对人体产生负担，反而不利于人们将运动坚持下去。

所以，选择轻松的、可以每天坚持下去的运动方式是非常重要的。这样能让我们更容易养成运动的习惯，将运动纳入我们每天的生活当中去。

选择什么样的运动？

接下来我们就来说一说运动的分类。运动可以分为有氧运动和无氧运动（见图 32）。类似于短跑冲刺和举重训练这种持续时间短、运动强度大的运动属于无氧运动。这种运动消耗的能量来自于肌肉中的糖原，也不需要消耗氧气。

反过来，类似于慢跑和步行这样持续时间长、运动强度低的运动就属于有氧运动。这种运动消耗的能量来自于甘油三酯和葡萄糖的分解，因为这个过程中需要消耗氧气，所以称之为有氧运动。

由此可见，从消耗甘油三酯的角度来说，有氧运动的效果要比无氧运动好。而且，为了在运动中保证足够的氧气，我们应该选择那些略微出汗、呼吸舒缓的、强度较低的运动。这样可以使运动的效果更加突出。

此外还有关于运动时间的选择，有氧运动在 20 分钟之内主要是消耗葡萄糖，而 20 分钟以后主要是消耗甘油三酯。对于血脂较高的人来说，运动时间适当地延长会取得更好的效果。

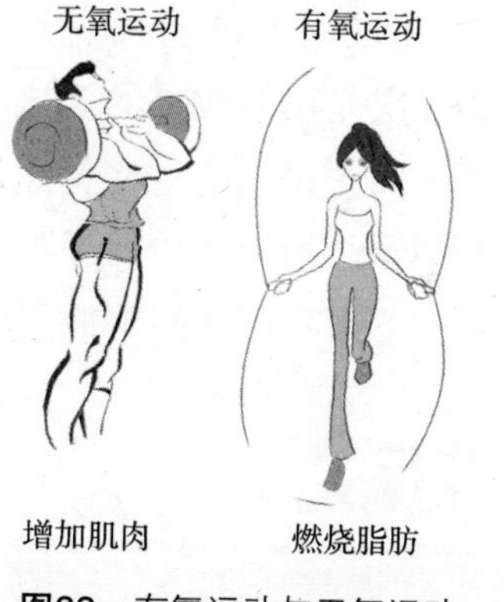

无氧运动　　有氧运动

增加肌肉　　燃烧脂肪

图32 有氧运动与无氧运动

→ 什么是有效的有氧运动？

在有氧运动之中，步行是最简便易行的运动。此外，慢跑和游泳也是有效的有氧运动形式。最好选择那些适宜自己身体状态的、可以轻松进行的、能够长期坚持的运动。

选择负荷较小的有氧运动

所谓有效的有氧运动是指那些适合自己当前身体状态，能够长期坚持的运动方式。这种运动不会给运动者的身心带来负担，也不需要借助于其他的运动器材。步行、慢跑、游泳、打太极拳、跳广场舞等都属于有效的有氧运动，大家可以选择适合自己或者自己喜爱的运动方式，这样运动起来往往效果更好。

但是不管选择哪种运动方式，都需要坚持下去才会有效果，1周只运动1次是没有效果的。这些有效的有氧运动具有简单轻松、易于坚持的特点。而正是因为这些特点，它们对人体产生影响的时间也较为短暂，仅2~3天。所以至少保证1周运动3次以上，才能使这些有氧运动产生效果。

下面我们就简单地了解一下步行、慢跑和游泳。

步行

步行是所有有氧运动中最简单的运动方式，适用于绝大多数人群。

为一项有氧运动，步行与"悠闲地散步"完全不同。相比散步，步行的速度更快（90 米 / 分钟），能够消耗更多的能量，并且能更好地达到调控血脂的目的。然而，步行也是需要一定的技术和诀窍的。

步行的诀窍包括：

（1）挺直腰板，目视前方。

（2）轻微屈肘，大幅摆动。

（3）步行时膝盖伸直，脚后跟先着地。脚尖向前伸出，步幅稍大（见图 33）。

步行前的准备：步行对于着装没有特别的要求，只要保证适合运动、透气性好就可以。但是如果步行时穿的鞋不合适，往往就会增加脚的负担，降低运动的效果。那么如何选择适宜步行的鞋呢？

选鞋的要点：

（1）鞋底较厚，有良好的缓冲性。

（2）脚跟部位较为结实，能将脚完全地包裹住。

（3）脚尖部位有多余的空间，能让脚趾在鞋中活动。

此外，在开始步行之前建议大家一定要进行适当的热身，步行后也要

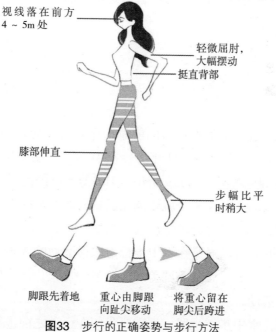

图33　步行的正确姿势与步行方法

多活动一会儿，不要马上休息。

慢跑

　　慢跑可以理解为步行的延伸，用更快的速度（120 米 / 分钟）消耗更多的能量。1 个体重为 70 千克的成年男性步行 30 分钟所消耗的能量大约为 795 千焦（190 千卡），而相同时间内的慢跑能消耗掉 1 214 千焦（290 千卡）的能量，大约是步行的 1.5 倍。

　　然而慢跑会对膝关节与踝关节造成很大的负担，体重较重的人尽量不要选择慢跑。在这里有几个关于慢跑的要点：在运动之前一定要做好充分的准备活动，来尽可能地避免关节的损伤；在慢跑的过程中要保持正确的姿势；尽量选用缓冲性好、轻巧的鞋来跑步。

　　此外，对于那些刚刚开始慢跑的人来说，可以用慢跑和步行交叉进行的方式来使身体适应运动的强度。在身体适应慢跑的节奏后，也不要突然地加速，这样会使呼吸急促，身体得不到足够的氧气，消耗甘油三酯的效果也会降低。

游泳

　　如果还想通过运动消耗更多的能量，那么游泳会是一个很好的选择我们还是以体重为 70 千克的成年男性举例，即使在泳速较慢的情况下游泳 30 分钟也能够消耗掉 1729 千焦（413 千卡）的能量。这是因为人处于温度低于体温的水中，本身就要消耗能量，而且水的阻力也会使运动消耗的能量增加。

　　不会游泳的人可以通过在水中步行来取得运动的效果，而且水的浮力会减少这项运动方式对腰腿、膝盖和踝关节的负担，体重较重的朋友可以选用这种方式运动。

　　游泳也好，水中步行也罢，都需要我们在运动之前进行热身，做好分的准备活动。选择了游泳的朋友还要牢记：一定要在适应了水池中的水温后再开始进行运动。

确保运动的长期性和安全性

说到这里，可能大家对自己想要选择的运动方式已经有了主意。下列建议是为了大家能够在运动的时候保证安全，毕竟运动的初衷是为了身体的健康。如果运动的方式不当而受到损伤就得不偿失了。

（1）无论选择什么样的运动，都要提前做好准备活动。伸展关节、活动肌肉以及深呼吸等方式都有助于我们进入运动状态，同时避免在运动中受伤（见图 34）。

（2）在运动的过程中或者结束运动以后要注意补充水分，否则容易出现脱水症状。运动后要注意将汗擦干，以免身体着凉。

（3）虽然每天坚持运动是很好的习惯，但是碰到特殊情况时不要勉强。身体不适、天气异常、气温极高或者极低的时候都不宜运动。在这种时候适当的休息更为重要。

（4）在运动的过程中如果出现不适症状，例如眩晕、恶心、冷汗淋漓甚至是剧烈的疼痛等，一定要进行休息。如果症状更为严重，要及时地去附近的医院进行检查，接受适当的处理。

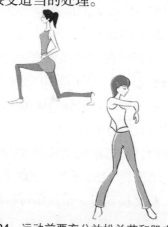

图34　运动前要充分放松关节和肌肉

➡ 在日常生活中该怎样提高活动量?

> 并不是只有每天都抽出一定的时间单独用于活动身体才叫作运动,事实上我们日常生活中的走路、爬楼梯、做家务等活动都属于运动的范畴。我们可以通过增加日常生活中的活动量来达到消耗甘油三酯的目的。

尽量增加走路的机会

在日常生活中,提高活动量最简单的办法就是多走路。比如说很多人都是开车上班,或者坐公交车,或者搭乘地铁。在时间充裕的情况下,可以将这些方式改为步行,或者在公交和地铁到达目的地前一站下车,然后步行一段距离。又比如很多人办公的地点都有电梯,将等电梯的时间改为爬楼梯也会达到增加活动量的效果。

以前人们认为运动的持续时间如果没有超过20分钟,那么对人体就没有效果。而最近的研究显示,即使是10分钟的运动,对人体也会有好处。这样把原本集中的运动时间分散到每天的生活中的小细节上,对于我们来说更加便利,取得的效果也很好。

如果在1周的时间内,通过运动消耗掉8374千焦(2000千卡)的能量[相当于每天通过运动消耗1256千焦(300千卡)的能量],就能有效地预防生活方式疾病。前文提到过,最简单可行的运动方式是步行,而一般情况下,想要通过步行一次性完成1256千焦(300千卡)的能量耗，除非有意为之，否则很难达到。这就需要我们通过将步行的时间分配开来，比如上下班的时间多走一段距离，中午午休期间去附近的公园逛逛等。既能够增加能量的消耗，也能抽出时间欣赏平常不曾注意到的风景，舒缓一下情绪（见图35）。

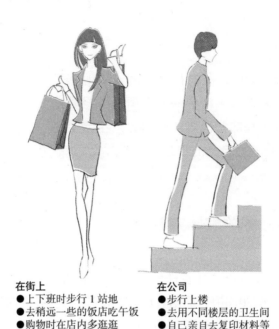

在街上
● 上下班时步行1站地
● 去稍远一些的饭店吃午饭
● 购物时在店内多逛逛

在公司
● 步行上楼
● 去用不同楼层的卫生间
● 自己亲自去复印材料等

图35　尽量增加走路的机会

让身体活动起来

　　除了增加步行，我们在生活中还有很多可以在细节上加以利用的地方。看电视时站起来走到电视机前手动换台，坐在电脑前太久起身去接一杯开水等。

　　另外，做家务也是一项不错的运动。整理床铺和衣柜、扫地拖地、清洁浴室和卫生间等都具有一定的活动量。总之，想着让身体活动起来，这样就能进一步消耗掉多余的能量。

➡ 解除压力的方法有哪些？

在每天的生活中，我们都会或多或少地感受到压力。压力来自于生活中的方方面面，想要完全将压力排解掉是非常困难的。因此，在感受到压力后要尽量调整好自己的心态。

掌握适合自己的解除压力的方法

压力会对身体造成各种各样的影响，就血脂而言，压力会减少 HDL 胆固醇，增加 LDL 胆固醇。而随着压力的积累，我们还可能出现疲劳、失眠、体重减轻、头痛、恶心等不适症状。

每个人对压力的承受能力都不一样，因此同一件事对不同的人造成的压力大小也会不同。一般来说，那些认真负责、一丝不苟的人更容易感受到压力。当然，性格一旦形成，改变起来就很困难，但是我们可以巧妙地转换心境，来避开这些压力的束缚。

用周末休息的时间来进行运动，享受一次短程的旅游，或者参与一些与自己兴趣爱好有关的活动都是转换心境的办法。

偶尔享受一次推拿或者药浴，能在放松身体的时候很好地缓解紧张的情绪。又或者找一个信任的人来吐露心声，也能够有效地减轻压力。

如果能够与亲朋好友一起享受一段悠然自得的愉快时光，即使找不到解决压力的办法，心情也会轻松许多。

能够解除压力的食物

　　此外，有很多来自食物中的营养成分能够帮助我们缓解压力。比如 B族维生素可以提高神经组织的功能；维生素 C 能够提高人体的抗压能力；矿物质中的镁有缓解压力的作用；钙能够稳定情绪、改善失眠。

　　草药也具有缓解压力的效果，薰衣草、迷迭香和甘菊对缓解压力很有帮助。

　　因此，在通过放松来释放压力的同时，也不妨尝试一些其他的方法，让我们在工作和生活中展现出更好的状态。

小贴士：

芳香疗法可以缓解压力？

芳香疗法，就是利用芳香植物的纯净精油来辅助治疗的方法。纯天然植物精油的芳香气味和植物本身具有的治愈能力，以特殊的按摩方法，经由嗅觉器官和皮肤的吸收，到达神经系统和血液循环中，以帮助人身心获得舒解，并达到皮肤保养的目的和改善身体健康的功效。透过经络穴位，使精油渗透进入皮肤表层，精油的分子比皮肤的分子要小得多，极易渗透入人体，在大约20分钟至6小时即可经由血液循环流至全身，而其残留物则透过排泄系统排出体外。当精油在体内循环时，有一部分会被人体的器官、肌肉、细胞或神经纤维所吸收，从而引发精油的治疗功能。因嗅觉与情绪是有关联的，不同的芳香气味会影响我们的情绪，根据每个人的情绪、性格和体质，选择不同的芳香精油以达到调解身心的作用。当我们吸入香气时，这些香气的化学分子会透过记忆中枢里所储存的记忆，刺激"边缘系统"或称"情绪头脑"。愉悦宜人的味道会下意识地引发"情绪头脑"里所储存的正面情绪。而恶心不快的气味则会引发消极负面的记忆。芳香疗法的作用，就在于利用气味与情绪的连接关系，使特定的气味影响情绪，进而消解压力及紧张。

小贴士：

反式脂肪酸的使用为什么受到限制？

反式脂肪酸是一种特殊的脂肪酸，这种脂肪酸有一部分的分子结构排列方向与正常的脂肪酸相反，因此被称为反式脂肪酸。反式脂肪一般是通过将植物油氢化来获得的，所以又称之为氢化植物油。

反式脂肪酸与普通植物油相比更加稳定，呈固体状态，可以使食品外观更好看，口感更松软，与动物油相比价格更低廉。因此，反式脂肪酸广泛地存在于植物油、人造奶油和相关食物当中。

但是研究显示，反式脂肪酸能增加 LDL 胆固醇，减少 HDL 胆固醇，此外还会对人体造成其他不利的影响。

因此，国外一些国家对含有反式脂肪酸的食物已经开始限制。在欧洲，从 2003 年开始，丹麦禁止所有反式脂肪酸含量超过 2% 的油品在市面上流通。此后，荷兰、瑞典、德国等国家也先后制定了食品中反式脂肪酸的限量，同时要求食品厂商将反式脂肪酸的含量添加到营养标签上。2006 年起，美国所有食品标签上的"营养成分"一栏中也都要求加上人造脂肪的含量。

我国 2011 年《食品安全国家标准预包装食品营养标签通则》中也明确提出"食品配料含有或生产过程中使用了氢化和（或）部分氢化油脂时，在营养成分表中还应标示出反式脂肪（酸）的含量"以及"每天摄入反式脂肪酸不应超过 2.2 克，过多摄入有害健康。反式脂肪酸摄入量应少于每日总能量摄入量的 1%，过多有害健康。过多摄入反式脂肪酸可使血液中的胆固醇增高，从而增加心血管疾病发生的危险"。

　　因此，我们要尽量减少食用含有反式脂肪酸的食品，一些食品厂商为了销售产品而给反式脂肪酸起了许多其他名称，当这些名称被标注在食物营养成分上时，大家一定保持警惕：氢化油、植脂末、人造奶油、人造黄油、起酥油、植物奶油、氢化植物油、氢化脂肪、氢化菜油、固体菜油、人造酥油。

第5章

无法进行自我改善时有什么样的治疗方法

当自我改善无法取得效果的时候，我们就必须借助药物来进行治疗。用于治疗高脂血症的药物非常多，而且还有新药不断地被研发出来。了解药物的种类和药效是正确使用药物的前提。

→ 为什么不同血脂的管理目标值也不同？

　　我们治疗高脂血症的主要目的是为了预防动脉硬化导致的危及生命的心脑血管疾病。医学界通过大量的试验和研究，设定甘油三酯和胆固醇的具体数值，当患者的血脂水平处于设定值以下的水平时，罹患危重心脑血管疾病的概率会比较低。这种设定的数值就是血脂的管理目标值。

什么是危险分层方案

　　导致动脉硬化的因素并不只有高脂血症，而同样是高脂血症的患者，相互之间也会有个体的差异。因此，不同人群的血脂管理的目标值是不一样的。

　　为了衡量血脂异常患者的危重心脑血管疾病的风险，《中国成年人血脂防治指南》制定了血脂异常危险分层方案（如表6所示）。读者朋友可以对应表格内容看看自己是不是处于危险分层当中。如果是，哪怕是低危人群，也要提高警惕。

　　危险程度是按照患者10年内罹患冠心病或脑梗死等危重心血管疾病的概率来区分的，低危为5%以下，中危为5%~10%，高危为10%~15%。

　　研究数据显示，高血压对我国人群的致病作用明显高于其他心血管病的危险因素，因此将高血压单独列出。

　　其他危险因素包括：年龄（男 ≥ 45 岁，女 ≥ 55 岁）；吸烟；低 HDL-C；肥胖；早发缺血性心血管病（冠心病、脑梗死）家族史。

表 6　血脂异常的危险分层

危险分层	TC 5.18 ~ 6.19 毫摩尔／升 或 LDL-C 3.37 ~ 4.12 毫摩尔／升	TC ≥ 6.22 毫摩尔／升 或 LDL-C ≥ 4.14 毫摩尔／升
无高血压 且其他危险因素数 < 3	低危	低危
高血压 或其他危险因素数 ≥ 3	低危	中危
高血压 且其他危险因素数 ≥ 1	中危	高危
冠心病 及冠心病等危疾病	高危	高危

危险层级不同的人，血脂管理目标也不同

　　对应于危险分层方案的结果，《中国成年人血脂异常防治指南》给出了相应的血脂管理目标值（如表 7 所示）。

表 7　血脂管理的目标值

危险等级	TC 目标值（毫摩尔／升）	LDL-C 目标值（毫摩尔／升）
低危	< 6.22	< 4.14
中危	< 5.18	< 3.37
高危	< 4.14	< 2.59
极高危	< 3.11	< 2.07

（极高危指患者患有冠心病及冠心病等危疾病的同时合并糖尿病）

　　所以即使被诊断为高脂血症，处于不同危险层级的人也有着不同的血脂管理目标，因为同样的血脂水平对不同的人群的危险性是不同的。血脂高的朋友们应该在医生的指导下确立血脂管理目标，以改善生活方式为主，配合以药物治疗来达到控制血脂的目的。

→ 如果改善生活习惯没有效果，要如何进行药物治疗？

治疗高脂血症的首选治疗方法是改善生活方式。当这种首选方法无效时，就要考虑进行药物治疗。开始进行药物治疗的时间和患者所处的危险层级有关。

开始进行药物治疗的时间因患者的个人状况而异

改善自我生活方式始终是高脂血症的首选治疗方法，如果这种方法没能起效的话，就应该去医院遵循医生的指导，进行药物治疗。

开始进行药物治疗的时间是因人而异的。一般来说，患者被诊断为高脂血症后，首先应该是进行一段时间的生活方式改善：以饮食管理和运动疗法为中心，戒烟，努力减少自身承受的压力等。

然而改善生活方式并不是一种立竿见影的疗法，患者改善生活方式的意愿和坚持程度也是因人而异的。从对生活方式进行改善开始到取得一定的效果，其间至少需要大约 3 个月的时间。在这 3 个月内，大家没有必要因为某一天的改善成果不佳而患得患失，坚持不懈地对生活方式进行改善才是最重要的。

如果改善生活方式没有取得效果，就应该考虑进行药物治疗（见图36）。不过药物治疗之前需要观察患者坚持改善生活方式所用的时间，还和患者的危险层级有关。

一般来说，处于低危等级的患者需要通过 6 ~ 12 个月的时间来改善生活方式，在这种方式被确定无效的情况下，再开始药物治疗；中危的患者因为罹患心脑血管疾病的风险加大，这些患者在 3 ~ 6 个月的时间内改善生活方式无效后，就应该立即进行药物治疗；高危或者是极高危的患者则应该在改善生活方式的同时进行药物治疗，来降低危急状况突发的风险。此外，被诊断为家族性高胆固醇血症的人，因为这种疾病的特异性，也应该尽早地进行药物治疗。

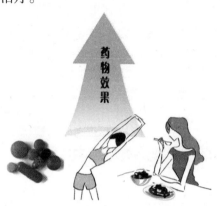

图36　药物治疗与改善生活方式同时进行，可提高药物效果

妇女妊娠后应该中止服药

药物治疗一旦开始，就不能随意地中止。为了保证将血脂控制在一定水平以内，患者需要连续性地服药。很多人觉得自己的血脂控制得较好者因为其他原因减药或者停药，这些行为对治疗效果都会造成不好的影。但是在某些特殊时期，经过医生的指导后，患者可以停止服用药物，如妇女妊娠。

所谓妊娠，就是指妇女怀孕。现阶段治疗高脂血症的药物对一般人来都是安全有效的，但是目前并不清楚这些药物可能会对胎儿产生哪些影。所以从安全的角度来说，妇女妊娠以后应该停止服用药物，直到生产后，再根据实际情况来选择是否恢复药物的使用。

→ 治疗高脂血症的药物分为哪几类？

治疗高脂血症的药物能够减少甘油三酯和胆固醇，但是无法使硬化的动脉恢复原样。用于治疗的药物是根据高脂血症的类型等诸多因素来选取的。

治疗高脂血症的药物可以分为 6 类

治疗高脂血症的药物能够通过降低脂质的摄入、增加脂质的排泄和代谢来达到控制血脂的目的，但是这些药物无法修复硬化和受损的血管。根据作用的原理以及效果的不同，治疗高脂血症的药物可以分为 6 种。

● 他汀类药物

他汀类药物能够通过抑制体内相关酶的活性使肝脏合成的胆固醇减少。肝脏合成的胆固醇减少后，身体会加大对血液中胆固醇的利用程度，从而使得血液中的胆固醇值下降（见图 37）。

他汀类药物除了能够降低胆固醇值之外，还能起到降低甘油三酯、增加 HDL-C 的作用。另外他汀类还可具有抗感染、保护血管内皮功能等作用，近二十年来，临床研究显示，他汀类是当前防治高胆固醇血症和动脉粥样硬化性疾病非常重要的药物。

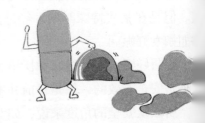

图37 他汀类药物可抑制肝脏内胆固醇的形

●**树脂类药物**

树脂类药物也叫作胆汁酸螯合剂。这种药物的主要功能是阻止胆汁酸的重吸收以及促进胆汁酸的排泄。

我们已经知道，胆汁酸是在肝脏中以胆固醇为原料形成的产物。当我们对食物进行消化的时候，胆汁酸就会被分泌到十二指肠中去，在消化完成后，其中 90% 的胆汁酸又会被重吸收。

树脂类药物通过调节胆汁酸促进胆汁酸排泄并阻止胆汁酸重吸收，来减少体内胆汁酸的含量。体内胆汁酸减少后，身体加大对血液中胆固醇的利用程度来补充胆汁酸，血液中胆固醇值也随之下降。

值得注意的是，树脂类药物在降低胆固醇的同时会增加甘油三酯，所以对于甘油三酯偏高的患者，要小心使用这一类的药物。

●**贝特类药物**

贝特类药物亦称苯氧芳酸类药物，此类药物的主要功效是去除血液循环中富含甘油三酯的脂蛋白，降低血液中甘油三酯值并提高 HDL-C 水平。适用于高甘油三酯血症或以甘油三酯升高为主的混合型高脂血症和低高密度脂蛋白血症。

●**烟酸类药物**

烟酸属 B 族维生素，当用量超过作为维生素作用的剂量时，可有明显的降脂作用。烟酸降脂的作用机制尚不十分明确，有研究显示，长期服用烟酸可使总胆固醇降低 5% ~ 20%，LDL-C 降低 5% ~ 25%，甘油三酯降低 20% ~ 50%，而 HDL-C 升高 15% ~ 35%。其适用的疾病与贝特类药物相同。

●**胆固醇吸收抑制剂**

胆固醇吸收抑制剂，顾名思义，其主要作用就是抑制胆固醇的吸收，且胆固醇吸收抑制剂还有促进 LDL 代谢的作用。这种药物通过胆汁排泄，对肝肾功能的影响小，能应用于肝肾功能受损的患者。适用于那些使用他汀类药物治疗效果不佳的高胆固醇血症患者。

●**其他药物**

其他药物主要是普罗布考及前面提到过的两种鱼油成分二十碳戊烯酸

（EPA）和二十二碳乙烯酸（DHA）。普罗布考能够通过影响脂蛋白代谢来达到调脂的作用，但是它会造成 HDL 水平降低。EPA、DHA 对人体的益处颇多，但是只有在高浓度下（即制剂中 EPA+DHA 含量要超过 85%）才能产生调脂作用。

药物单用或合用可能产生的副作用

在对这些药物的功效有了大致的了解后，我们来看看它们的副作用以及和其他药物合用时的注意事项。

一般情况下，患者单独服用某一种治疗高脂血症的药物是比较安全的，不太可能会产生严重的副作用。但是当多种降脂药物一起使用时，可能会使某种药物的效果减弱或者增强，甚至引发严重的副作用，例如横纹肌溶解症（即带有横纹的肌肉，比如心肌和骨骼肌发生病变，出现溶解和萎缩）。

另外，肝肾的损害也是常见的副作用。因此，服用降脂药物的患者有必要每 3～6 个月进行一次肝功能和肾功能的检查。

●他汀类药物的副作用

他汀类药物在单独使用时有可能会给患者带来肝损害，在和其他药物合用（比如说普罗布考和烟酸类药物）时则有极低的概率会引发横纹肌溶解症。此外，其与一种叫做环孢霉素的免疫抑制剂同时使用时会对后者在血液中的浓度产生影响。

●树脂类药物的副作用

树脂类药物的副作用相对较小，一般为肠胃不适或者便秘。其与其他药物合用，例如：华法林、洋地黄制剂、苯巴比妥、甲状腺激素、噻嗪类利尿剂等，药效可能会降低。

●贝特类药物的副作用

贝特类药物可能会引起肝损害，与他汀类药物合用有可能引发横纹肌溶解症，与华法林和硫脲类药物合用会影响药效。

●烟酸类药物的副作用

烟酸类药物会引起面色潮红、血糖升高和痛风，其与他汀类药物合用有可能引发横纹肌溶解症。

总之，如果在服药后出现斑疹、胃痛、恶心、肌肉酸痛等现象，就有可能是药物导致的副作用。出现这种状况后要立即终止用药，尽快去医院进行诊查。

➡ 怎样了解并正确使用药物？

> 在药物治疗的过程中，如果对医生所开的药物有不了解的地方，就一定要咨询医生，得到明确的答复。如果治疗开始时自己同时服用了其他药物，一定要告知医生。服药的过程中不要乱作判断，必须遵守医嘱，按时、按量服药。

要对服用的药物有准确的理解

在药物治疗过程中，如果医生要求服用某些药物，在服药之前我们一定要对这些药物有所了解，至少要熟悉这些药物的名称和大体的作用。如果有任何的疑问，一定要找医生进行咨询。

多种药物一起服用可能会产生副作用，如果自己本身在服用治疗其他疾病的药物，在进行针对高脂血症的药物治疗之前应该将所服用的药物告知医生，可以是记下药物的名称或者是将药物的包装带给医生。

建议大家准备一个专门的笔记本，用于记录自己所服用的药物名称、用量以及服用次数等信息。一来自己能更好地了解这些药物，二来也能够在医生选择药物进行治疗时给予参考。

不单是高脂血症，任何疾病进行药物治疗都要求患者遵守正确的用药方法。如果患者根据自己的判断而擅自改变用药时间和剂量，不仅会影响治疗效果，还有可能造成严重的副作用。

服药时要注意遵守正确的方法

　　吃药的时候要用白开水将药物顺下去，而不能使用果汁类的饮品。因为果汁类饮品会影响他汀类药物发挥作用。

　　即使是使用白开水，在水量上也有要求。水量过少会使药物不能充分溶解，进而难以发挥作用。有时没有溶解的药物甚至会粘在食道黏膜上引起炎症。所以尽量保证服药时喝下 150 ~ 180 毫升的白开水。

　　服药的时间和次数根据药物的不同而不同。比如人体内的胆固醇合成在夜间较为活跃。因此有很多治疗高脂血症的药物，虽然 1 天只需服用 1 次，但是却要求患者在晚餐后服用，因为这样才能达到最好的效果。

　　1 天需要服用多次的药物，如果其中 1 次忘记服药，也不要匆忙地将忘记的分量补上，而应该有间隔地补充药量。比如明明是 1 天服用 3 次的药物，晚上临睡前想起来中午未曾服药，不能简单地将中午的药量补上，变成晚上服用 2 倍剂量，而应该在晚上服药和第 2 天早上服药的时间间隔中的某个时间段补充 1 次药量，因为没有充分的时间缓冲而进行大剂量服药是十分危险的（见图 38）。

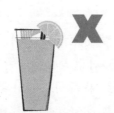

服药时用 1 杯白开水，不要用果汁类饮料（尤其是葡萄柚果汁）服用

忘记吃药时也不要一次服用 2 次的用量

图38　服药时的注意事项

小贴士：

不断开发出来的新他汀类药物有哪些？

第一个他汀类药物（Mevastatin，美伐他汀）是由日本药物学家 Akira Endo 于 1973 年发现的，但该药物毒性很大，最终没能面世。如今只能作为生产普伐他汀的原料。

首家将他汀类药物研发成功并投入市场的是默沙东公司，其产品洛伐他汀至今仍在广泛使用。

可以认为，他汀类药物是美国有史以来开发最成功、销售情况最好以及很少遭遇重大挫折的一大类临床新药。所以，包括默克、辉瑞、先灵葆雅、诺华、百时美施贵宝和阿斯利康等大公司都有他汀类药物的生产线。唯一受到挫败的是拜耳的西立伐他汀，商品名："拜斯亭"。

他汀类药物经过不停的更新换代，因为其显著的降胆固醇效果占据了国内外降脂药市场 90% 的份额。历经最早的洛伐他汀、辛伐他汀等直到目前最新的匹伐他汀，他汀类药物降脂效果越来越强，有的还能够起到减少 sLDL 的作用。

目前的国外大规模临床试验证明，他汀类药物不仅能够降低胆固醇，还能够对重大心脑血管疾病起到预防作用。

另外，也有研究结果表明，他汀类药物也适用于脑卒中、糖尿病、骨质疏松和老年痴呆等疾病。在这些因素的影响下，他汀类药物的市场仍在不断扩大。

目前，依然有大量的制药公司在研制和开发新的他汀类药物（主要的他汀类药物见表 8）。不管他汀类药物如何更新和发展，探索这种药物效能的极限，使之为人类的卫生健康事业而服务，才是广大医务工作者最关心的问题。

表 8　主要的他汀类药物

药物名	别名	常规剂量
洛伐他汀（lovastatin）	美降之、罗华宁、洛之特、洛特、血脂康	10 ~ 80 毫克 / 天，每晚顿服
辛伐他汀（simvastatin）	舒降之	5 ~ 80 毫克 / 天，每晚顿服
普伐他汀（pravastatin）	普拉固、美百乐镇	10 ~ 40 毫克 / 天，每晚顿服
氟伐他汀（fluvastatin）	来适可	20 ~ 80 毫克 / 天，每晚顿服
阿托伐他汀（atorvastatin）	立普妥	10 ~ 80 毫克 / 天，每日 1 次
瑞舒伐他汀（Rosuvastatain）	可定	10 ~ 40 毫克 / 天，每日 1 次

➡ 中医对血脂异常患者有哪些治疗方法?

> 中医学源远流长,对血脂异常的认识也非常早。通过几千年来不断的认识和实践,中医对血脂异常的治疗总结出来很多行之有效的独特治疗方法。

中医对高脂血症的认识

中医将血脂称之为"膏"或"脂",在古老的文献记载中常常"膏"、"脂"并称,或以"膏"来概括,血中膏脂是构成人体的重要组成部分,来源于五谷精微,对人体具有濡润、补益、充养的作用。

但若脂质摄入过多或脂膏的化生、转输、排泄等发生异常,则体内脂膏过盛,而使津血稠厚,容易阻滞,正如《灵枢·血络论》曰:"血气俱盛而阴气多者,其血滑,刺之则射,阳气蓄积,久留而不射者,其血黑以浊,故不能射。"生动形象地描述了血脂过高而表现出的血液黏稠程度。

中医认为,导致高脂血症的原因主要包括饮食不节、好逸恶劳、喜食肥甘厚味、情志失调、年老体衰等,又根据高脂血症的临床表现,将之归于"痰浊"、"血瘀"的范畴。

服用中药是最具特色的中医疗法

说到中医,人们最先想到的往往是"苦口良药"——中药汤剂。不论是古代总结的经验和文献记载，还是现代科技研究的结果，都证明服用中药降低血脂是有效可行的治疗方法。

为了解决中药汤剂口感不佳的问题，现在市面上也有很多的丸剂、散剂、胶囊甚至是冲剂形式的降脂中成药供大家选择。大家选用中成药时一定要仔细查看该药所治疗的疾病对应的症状和证型。必要时请听从医嘱。

针灸、耳穴、药浴疗法治疗高脂血症方兴未艾

针灸主要是指通过针刺穴位来达到降低患者血脂水平的目的，是按照中医经络理论，遵从"活血化瘀"、"祛痰化浊"的治疗原则，对患者的内环境进行综合地调节来达到降脂的目的。

目前科学研究证明，针刺治疗高脂血症是确有疗效的，而这种治疗方式有其独特的优势——没有药物介入，这使得接受针灸治疗的患者不用担心任何药物可能带来的毒副作用。

耳穴贴压法也是从针灸理论发展而来的，近年来也因为其疗效显著、经济方便、作用广泛等特色开始受到人们的重视。

药浴作为中医外治的特色疗法，具有开腠泄浊、疏通经脉、改善血液循环和加速体内新陈代谢产物排出的作用，对于高脂血症的患者十分适宜，科学研究也证明，药浴后人体血脂和血糖的指标数值都有明显改善。

需要指出的是，药浴并不等于温水浴，浴液中的药物对人体有明显的作用，因此，对于有过敏体质的朋友，在进行药浴之前一定要确保药物成分中没有自己过敏的药物。

此外，由于药浴过程中人体表皮血管扩张，出汗增多，水分丢失致使机体在体温、心血管及血流动力学等方面发生变化，对患者的身体素质有一定要求。相比较而言，药浴可能更适合于体格壮实的人群。

→ 治疗高脂血症的小药方有哪些?

服用中药来治疗高脂血症则离不开辨证论治。很多人都听说过中医"异病同治"和"同病异治"的说法,这就来源于中医对疾病的内在本质"证"的深刻理解。"对症下药",才能取得最佳的治疗效果。在下文中,将向大家简单介绍高脂血症的中医辨证及治疗的药方。

高脂血症的中医辨证可以分为 4 种证型

中华中医药学会心病分会根据近年来的研究成果,结合临床实际进行证候分类和论治,在《中药新药临床研究指导原则》基础上制定了高脂血症痰浊阻遏、气滞血瘀、肝肾阴虚和脾肾阳虚等 4 个分型的辨证标准和治法方药。

痰浊阻遏证

主症:形体肥胖、头重如裹、胸闷、呕恶痰涎、肢麻沉重。

次症:心悸、失眠、口淡、食少。

舌脉:舌胖、苔滑腻、脉弦滑。

治疗原则:燥湿祛痰。

方药:《太平惠民和剂局方》二陈汤合《丹溪心法》胃苓汤加减:薏

苡仁 20 克，苍术、陈皮、半夏、茯苓、白术、猪苓、莱菔子、厚朴、泽泻各 10 克。

加减：如见眩晕较甚者，加竹茹 12 克，天麻 10 克；脘闷纳差者，加砂仁 4 克，白蔻仁 10 克，焦山楂 30 克；痰郁化火者，加莲子、黄连各 10 克；胸闷者，加瓜蒌 20 克，薤白 10 克；麻木者，加胆南星 6 克，僵蚕 10 克。

中成药：血脂康胶囊，由红曲组成，可除湿祛痰、健脾消食。每次 2 粒，每日 2 次，早晚饭后服用，也可晚饭后服 2 粒维持治疗，疗程 8 周。

气滞血瘀证

主症：胸胁胀闷、走窜疼痛、心前区刺痛。

次症：心烦不安。

舌脉：舌尖边有瘀点或瘀斑，脉沉涩。

治疗原则：行气活血。

方药：《医林改错》血府逐瘀汤加减：当归、牛膝各 15 克，川芎、桃仁、红花、赤芍药、生地黄、柴胡、枳壳、郁金各 10 克，桔梗 6 克。

加减：如见心痛者，加丹参 30 克，延胡索 10 克；眩晕较甚者，加代赭石 30 克，旋覆花 10 克；耳鸣者，加菊花、枸杞子各 10 克；瘀血甚者，加水蛭 3~5 克，桃仁、赤芍药各 10 克。

中成药：荷丹片，由荷叶、丹参、山楂、番泻叶、补骨脂（盐炒）组成，可化痰降浊、活血化瘀。每次 2 片，每日 3 次，饭后服药，疗程 8 周。

肝肾阴虚证

主症：畏寒肢冷、眩晕、倦怠乏力、便溏。

次症：食少、脘腹作胀、面肢水肿。

舌脉：舌淡质嫩、苔白、脉沉细。

治疗原则：健脾益肾。

方药：《太平惠民和剂局方》附子理中汤和《伤寒论》苓桂术甘汤加减：白术15克，制附子（先煎）、人参（另煎兑服）、炮姜、炙甘草、茯苓各10克，桂枝9克。

加减：气短乏力者，用生黄芪20克；腹胀纳呆者，加薏苡仁、扁豆各10克；见形寒肢冷者，可加干姜5克；见少寐健忘者，可加合欢皮10克，夜交藤30克；肾阳虚明显者，加巴戟天10克，肉桂3克；见下肢水肿，加生黄芪30克，茯苓10克。

中成药：绞股蓝总苷片，由绞股蓝总苷组成，可养心健脾、益气和血、除痰化瘀。每次1片，每日3次，饭后服用，疗程4周。

脾肾阳虚证

主症：眩晕耳鸣、腰酸膝软、五心烦热。

次症：口干、健忘、失眠。

舌脉：舌质红、少苔、脉细数。

治疗原则：滋补肝肾。

方药：杞菊地黄丸加减：山药、枸杞子各15克，茯苓、生地黄、山茱萸、牡丹皮、泽泻、制首乌各10克。

加减：见心烦易怒，目赤者，加龙胆草15克，菊花10克；若口干目干明显，加枸杞子30克，知母、黄柏各10克；若见目赤便秘者，可选用草决明30克或决明子20克；若麻木或震颤，夜寐不安者，加生龙骨、生牡蛎各30克，酸枣仁、柏子仁各10克。

中成药：杞菊地黄口服液，由生地黄、山药、茯苓、山茱萸、牡丹皮、泽泻、枸杞子、菊花组成，滋补肝肾，每次1支，每日3次，饭后服用，疗程8周。